保赤全书

《中医非物质文化遗产临床经典读本》

第二辑

明·管 橒◎著

李 君◎校注

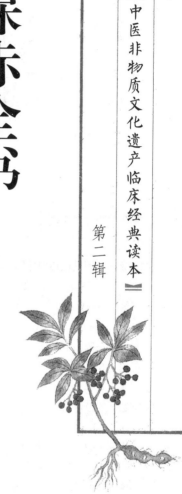

中国健康传媒集团
中国医药科技出版社

图书在版编目（CIP）数据

保赤全书 /（明）管橓著；李君校注 . — 北京：中国医药科技出版社，2020.7

（中医非物质文化遗产临床经典读本 . 第二辑）

ISBN 978-7-5214-1731-9

Ⅰ . ①保… Ⅱ . ①管… ②李… Ⅲ . ①痘疹—中医疗法—中国—明代 Ⅳ . ① R272.21

中国版本图书馆 CIP 数据核字（2020）第 060777 号

美术编辑　陈君杞

版式设计　也　在

出版　**中国健康传媒集团** | 中国医药科技出版社

地址　北京市海淀区文慧园北路甲 22 号

邮编　100082

电话　发行：010 – 62227427　　邮购：010 – 62236938

网址　www.cmstp.com

规格　880 × 1230mm $\frac{1}{32}$

印张　6 $\frac{1}{2}$

字数　139 千字

版次　2020 年 7 月第 1 版

印次　2020 年 7 月第 1 次印刷

印刷　三河市万龙印装有限公司

经销　全国各地新华书店

书号　ISBN 978-7-5214-1731-9

定价　**25.00 元**

获取新书信息、投稿、为图书纠错，请扫码联系我们。

《保赤全书》，明·管橒撰。全书分上、下两卷：卷上为痘病诊治，共92论，内容涵盖了痘证的病因、病机、鉴别、传变、脉象、诊断、证治分类、治法用药、预后以及调养、禁忌等诸多方面，十分详备；卷下则论述了妇女和孕妇出痘的特点，并对痘证与麻疹进行了鉴别，论述精辟。书后还列出治痘的方剂和用药，便于检阅。全书从理论阐释到临床鉴别，从治疗原则到处方用药，有论有方，简明扼要，切合实用，是少有的痘证专书。尤其对痘证的诊断和鉴别诊断以及处方用药，对后世儿科学发展有一定影响，有多种明清刻本及抄本传世，对现代儿科临床仍具有指导意义和参考价值。正如管橘彦叙曰："余细阅之，见其探受毒之源，究传变之候，财应症之方。假令卢、扁复起，有不敛衽赏心乎？是书也，播之一时，用能保四海之赤子，传之后时，用能保亿万年之赤子。"

内　容　提　要

出版者的话

　　中国从有文献可考的夏、商、周三代，就进入了文明的时代。中国人认为自己是炎黄的子孙，若以此推算，中国的文明史可以追溯到五千年前。中华民族崇尚自然，形成了"天人合一"的信仰，中医学就是在这种信仰的基础上产生的一种传统医学。

　　中医的起源可以追溯到炎帝、黄帝时期，根据考古、文献记载和传说，炎帝神农氏发明了用药物治病，黄帝轩辕氏创造脏腑经脉知识，炎帝和黄帝不仅是中华民族的始祖，也是中医的缔造者。

　　大约在公元前1600年，商代的伊尹发明了用"汤液"治病，即根据不同的证候把药物组合在一起治疗疾病，后世称这种"汤液"为"方剂"，这种治病方法一直延续到现在。由此可见，中华民族早在3700多年前就发明了把各种药物组合为"方剂"治疗疾病，实在令人惊叹！商代的彭祖用养生的方法防治疾病，中国人重视养生的传统至今深入民心。根据西汉司马迁《史记》的记载，春秋战国时期的扁鹊秦越人善于诊脉和针灸，西汉仓公淳于意善于辨证施治。这些世代传承积累的医药知识，到了西汉时期已蔚为大观。汉文帝下诏命刘向等一批学者整理全国的图书，整理后的图书分为六大类，即六艺、诸子、诗赋、兵书、术数、方技，方技即医学。刘向等校书，前后历时27年，是对中国历史文献最为壮观的结集、整理、研究，真正起到了上对古人、下对子孙后代的承前启后的作用。后之学者，欲考中国学术的源流，可以此为纲鉴。

这些记载各种医学知识的医籍，传之后世，被尊为经典。医经中的《黄帝内经》，记述了生命、疾病、诊疗、药物、针灸、养生的原理，是中医学理论体系形成的标志。这部著作流传了2000多年，到现在，仍被视为学习中医的必读之书，且早在公元7世纪，就传播到了周边一些国家和地区，近代以来，更是被翻译成多种语言，在世界许多国家广泛传播。

经方医籍中记载了大量以方治病和药物的知识，其中有《汤液经法》一书，相传是伊尹所作。东汉时期，人们把用药的知识编纂为一部著作，称《神农本草经》，其中记载了365种药物的药性、产地、采收、加工和主治等，是现代中药学的起源。中国历代政府重视对药物进行整理规范，著名的如唐代的《新修本草》、宋代的《证类本草》。到了明代，著名医学家李时珍历经30余年研究，编撰了《本草纲目》一书，在世界各国产生了广泛影响。

东汉时期的张仲景，对医经、经方进行总结，创造了"六经辨证"的理论方法，编撰了《伤寒杂病论》，成为中医临床学的奠基人，至今仍是指导中医临床的重要文献。这部著作早在公元700年左右就传到日本等国家和地区，一直受到重视。

西晋时期，皇甫谧将《素问》《针经》和《黄帝明堂经》进行整理，编纂了《针灸甲乙经》，系统地记录了针灸的理论与实践，成为学习针灸的经典必读之书，一直传承到现在。这部著作也被翻译成多种语言，在世界各地广泛传播。

中医学在数千年的发展历程中，创造积累了丰富的医学理论与实践经验，仅就文献而言，保存下来的中医古籍就有1万余种。中医学独特的思想与实践，在人类社会关注健康、重视保护文化多样性和非物质文化遗产的背景下，显现出更加旺盛的生命力。

中医药学与中华民族所有的知识一样，是"究天人之际"的学问，所以，中国的学者们信守着"究天人之际，通古今之变，成一家之言"的至理。《素问·著至教论》记载黄帝与雷公讨论医道说："而道，上知天文，下知地理，中知人事，可以长久。以教众庶，亦不疑殆。医道论篇，可传后世，可以为宝。"这段话道出了中医学的本质。中医是医道，医道是文化、是智慧，《黄帝内经》中记载的都是医道。医道是究天人之际的学问，天不变，道亦不变，故可以长久，可以传之后世，可以为万世之宝。

医道可以长久，在医道指导下的医疗实践，也可以长久。故《黄帝内经》中的诊法、刺法至今可以用，《伤寒论》《金匮要略》《备急千金要方》《外台秘要》的医方今天亦可以用，《神农本草经》《证类本草》《本草纲目》的药今天仍可以用。

或许要问，时间太久了，没有发展吗？不需要创新吗？其实，求新是中华民族一贯的追求。如《礼记·大学》说："苟日新，日日新，又日新。"清人钱大昕有一部书叫《十驾斋养新录》，他以咏芭蕉的诗句解释"养新"之义说："芭蕉心尽展新枝，新卷新心暗已随，愿学新心养新德，长随新叶起新知。"原来新知是"养"出来的。

中华民族"和实生物，同则不继"的思想智慧，与当今国际社会提出的保护和促进文化多样性、保护人类的非物质文化遗产的需求相呼应。世界卫生组织 2000 年发布的《传统医学研究和评价方法指导总则》中，将"传统医学"定义为"在维护健康以及预防、诊断、改善或治疗身心疾病方面使用的各种以不同文化所特有的理论、信仰和经验为基础的知识、技能和实践的总和"，点明了文化是传统医学的根基。习近平总书记深刻指出："中医药学是中国古代科学的瑰宝，也是打开中华文明宝库的钥匙。"这套丛书的整理出版，也是为了打磨好中医药学这把钥匙，以期打开中华文明这个宝库。

希望这套书的再版，能够带您回归经典，重温中医智慧，获得启示，增添助力！

中国医药科技出版社

2019 年 6 月

校注说明

　　《保赤全书》，成书于万历十三年（1585 年），明·管橒撰。据管橘彦所叙推断，管橒为万历年间秀才，江西嘉禾（今江西南丰县）人，少年习儒，嗜好医术，暇日辑录痘疹方论，颇为详备，曾活乡之婴儿数千百人。其弟孝廉管橘彦，将其兄所遗痘症篇献于邑令沈尧中，沈氏命医士李时中等人博采群书，增补校订，命名《保赤全书》，付梓刊行。全书分上、下两卷。卷上为痘病诊治，凡 92 论，论述精辟，内容详备；卷下为妇人出痘、麻疹证治及痘疹治疗方药。全书有论有方，简明扼要，切合实用，对后世儿科学发展具有影响，有多种明清刻本及抄本传世。

　　现存版本有明朝万历十三年阳春堂沈尧中刻本，明朝万历二十五年刻本、明朝乔山堂刻本等多种明刻本及抄本，清朝嘉庆十二年刻本、清朝嘉庆十六年致和堂刻本、清朝光绪三年柏香山馆刻本等多种清刻本及抄本，另有日本据明朝书林乔山堂刻本重刻本等。

　　此次整理，以日本据明朝书林乔山堂刻本重刻本为底本，明朝万历十三年阳春堂沈尧忠刻本为校本，校注方法具体如下：

　　凡底本与校本有异，若显系底本错讹而校本正确者，则据校本改正或增删底本原文，并出注记；如属校本有误而底本不误者，则不出注；若难以肯定何者为是，则出注记，说明互异之处，但不改动底本原文。

底本为繁体竖排，现改为简体横排，并添加现行标点符号，以利阅读。凡繁体字、异体字、俗字均径改为通行之简体字，如"廿"改为"二十"，"卅"改为"三十"，此外，底本中方剂序号如"百二三，改为"一百二十三"，不出注。凡指方位的"右""左"，均相应地径改为"上""下"，不出注。

底本中名词术语用字与今通行者不同的一般改为通行名，如"藏府"改为"脏腑"，"芒消"改为"芒硝"，不出注。并对冷僻字酌情加以注释，以利读者使用。

底本中原图予以保留，旁附简体字图供读者参考，尽可能保持古籍原貌并有利阅读。

底本目录标题中原有小字部分主要为内容序号，为与正文保持一致，今将小字部分删去以保持一致性，目录中增补了用药部分的目录，书末按笔画顺序增附书中所用方剂索引，以利检阅使用。

校注者

2020 年 1 月

序

自轩岐而后，治方术者多矣，而鲜为小儿痘症言。史称扁鹊所至殊名，闻秦人爱小儿则为小儿医，然其方秘不传，世无从得之者。至宋以来，稍有专门，然皆得一察焉以自好，不该不遍，未睹其书之大全。嗟夫！痘之所病病道多，而医之所病病道少，奈天下赤子何！吾邑侯五陵管公，政先怀保，泽溥众生，识者谓梁冈天柱间，迩来俗不疵疠，民无夭札，太和之气溢于四境矣。自公之暇，出其从兄所藏《痘症篇》以示邑父考子弟，命曰《保赤全书》。文学沈生维翰、王生朝辉、卢生光相、戴生鋈等谓仁人之惠，当与天下公之也。乃谋登之剞劂，而以序属不佞煤，煤作而叹曰：论病及国，原诊知政，睹是书可绎焉。夫盈天地间一气耳，气之精者聚而为人，而火毒遗于精血，发而为痘。人之元气克物，融澈于五中，精神营卫完密而强，虽毒不害。辟之将在行间，一鼓作气，三军奋力而前，马嵬以之获丑，肥水为之断流。气亏者反是，是蚩尤防风之所凭陵也。夫国亦有之，民者，国之元气也。医痘者在护其气，医国者在调其民，噢咻煦盲之化，斟酌饱满，如疴痒疾痎之民切身之系之，亦若筋络手足之相固也。书称如保傅，称幼幼，非是物乎？释此不务而持以一切之法，急如绞绳，躁如束薪，非不一时愉快，而海内之元气荡然无余，仆可翘足而俟矣。昔苏文忠公慕曹相国之治齐，因记。盖公堂以医

1

为喻，盖穆然有遐思焉。管侯清净宁一之治，远过平阳，而正直忠信，倜傥宕逸之致，追踪子瞻，既有善政以厚兆民之生，复有方书以保赤子之命。乐只君子，民之父母，维我管侯，异日者为一代相国，所为保四海者岂有量哉？诸生洒然曰：旨哉言乎，宁惟保赤，是保国之书也，请以报命于我侯。余曰唯唯。

万历二十九年岁在辛丑季夏吉旦
赐进士第中宪大夫奉敕整饬检建广等处兵备分巡
湖东道江西提刑按察司副使前巡按直隶监察御史
治生戴燝顿首拜书

宽永元年甲子季秋，梅寿所刊行本邦活字板《保赤全书》四册，与此书同，盖此其原本乎？然不载戴燝序一篇者，恐纸坏脱落也，于是更从活字板补之云。天保二年辛卯季夏十九日雾溪志。①

---

① 该段文字为日本刻本批文。

叙

　　沈侯治陵，五禩四境，晏如业已。举我陵赤子而保护安全之矣。每于暇时折节过余，剧谈六合内外事，或评骘古今艺文，即方家岐黄之术，靡不辩析。一日谓余曰：陵故梓有《本草》，与《素问》相表里，为海内希珍，独婴儿痘症，从古方书多所未悉，且其根源隐于父母构精之初，其存亡判于倏忽幻变之际，关系鸿巨，理旨微冥，惜世无全书，度兹众生若之何？先是从兄櫑幼补邑庠九乡，于试会数奇，弗竟厥施，尝秘受此术，活乡之婴儿数千百人。余以从兄所藏书若干卷视侯，侯津津然，快亟命医士李时中等参核校订，博采群书，勒成一家，辟之聚腋而裘，聚材而室。余细阅之，见其探受毒之源，究传变之候，财应症之方。假令卢、扁复起，有不敛衽赏心乎？是书也，播之一时，用能保四海之赤子，传之后时，用能保亿万年之赤子，侯之泽将与此书而永传也已。旦暮者，调庙堂之鼎，展经济之手，绵国家命脉，苏中外疮痍，总之亦编书之意云耳。侯之施泽，不其益闳且远乎哉！余习是编之巅末，以故僭为之引。

时万历乙酉仲秋之吉邑人管橘彦怀甫书

引

书曰：若保赤子，此言何谓也？盖保子之心，真心也，而未必能施之于民。苟以保子之心保民，然后可以为民父母。虽然九垓一家，万物一体，而若之云者，犹两之也。岂以理一而分殊耶？若乃方书所贻，则保子保民一而已矣。余尝阅《素问》，知医之道渊深微奥，未易窥测，世所传东垣、丹溪诸书，其术颇备，独痘症书多所缺略。吏治之暇访之，管孝廉得所遗书若干卷，因命灵士互相校正，梓之以传可以保子，可以保民，可以保陵民，亦可以保四方之民，故直命曰保赤书云。

时万历乙酉仲夏之吉
赐进士第文林郎嘉禾沈尧中执甫书于阳春堂

目　录

升麻	葛根	柴胡	前胡	黄连
黄芩	桔梗	知母	贝母	天花粉
天门冬	麦门冬	生地黄	熟地黄	白芍药
赤芍药	紫草	玄参	地肤子	山豆根
马兜铃	车前子	龙胆草	菊花	大黄
淫羊藿	茵陈蒿	射干	香附子	茅根
泽泻	薏苡仁	郁金		

黄柏	栀子	天竺黄	牡丹皮	地骨皮
猪苓	枸杞	淡竹叶	竹沥	钩藤
茶叶	密蒙花	枳壳		

卷 上

原痘

易曰：天地絪缊，万物化醇；男女构精，万物化生。夫男女交构，无欲不行，无火不动，恣情肆欲，而火毒遗于精血之间，岁火流行，相感而动，故毒弃时而发。若痘有稀稠，由毒有浅深，而吉凶生死亦于此乎判焉，此为不易之论也。或谓小儿初生之时，口含胎血咽下，至于肾经，以致此证，谬矣！谬矣！

气血

夫人身由气血而生，火毒亦由气血而中、而发、而解，故痘者假气血以成其形者也。然气卫于脉外，血营于脉内，而元气者又为营卫之主。故元气盛，则气血运行，五内百骸周流不息，诸疾无自而作，虽痘毒感发，而气有领逐之能，血有负载之力，气拘血附，并行祛毒，痘疮必应期而开落。苟使元气一亏，则气血交会不足，气在内而外不固，血即载毒以出，而为外剥，气在外而内不续，血即载毒以入，而为内攻诸症，变作真元益损，斯毒不能化而危亡立至矣。譬如元气者，主帅也，气血者，卒徒也，痘毒者，敌人也。主将得人则卒徒用命，而敌为之自破，不然，鲜有不肆害于吾之土地者。观于气血之盛衰，而痘有圆陷荣枯，信可验矣。故智者必补益真元，调理营卫，诚攻贼之上策也。然气血盛，故能逐毒，而火毒盛，亦能损其气血。急则治标清火，缓则治本补气血，医者尤不可不知。《心鉴》曰：气有生血之功，血无益气之理。是故气不可亏，亏则阳会不及，而圆晕之形不成血；不可盈，盈则阴乘阳位，而倒陷之祸立至。观此必先益气，气盈则能引血，以逐其毒，如水必得风，而后舟楫之行自顺也。苟或过于益血，则必载毒泛溢，久为大逆矣。此扶阳抑阴之大道也。况气无形而血有形，无形者可旺于一时，有形者须养于平素。故保元之剂，专在守气，前人之制方，亦为有见，不可以偏执拟也。善医者能自得之。

又曰：气以成痘之形，而气充则顶起圆晕；血以华痘之色，而血盛则根窠红活，是为气血交会。苟气过盛，则为泡；气虚，则为顶陷，为痒塌，为自汗，为皮薄而软，为寒战，为吐泻，为灰白色；血过盛，则为斑丹；血失职，则为滞，为紫黑，为倒靥；血虚，则为淡白，为根窠无晕，以手抹过而红色不见。是皆交会不足也。若夫根焦紫黑者，血热也；顶陷紫黑者，血热而气滞也，不可以气虚而用温剂，但凉血解毒为主，血活则气行也。

辨痘症似伤寒

痘症发热，大抵与伤寒相似。但伤寒从表入里，只见一经形证，痘症从里出表，而五脏之证皆见。如呵欠顿闷，肝证也；乍凉乍热，手足稍冷，多睡，脾证也，面躁腮赤，咳嗽嚏喷，肺证也；惊悸，心证也；䏶冷，耳凉，肾之平证也。又观心窝有红色，耳后有红筋赤缕，或身热，手指皆热，惟中指独冷男左女右，乃知是痘症也。故以上五脏之证独见多者，即主其脏之毒特甚，治之要识此意。如肝证多用川芎、栀子仁、青皮之属，肺证多用黄芩、知母、地骨皮之属，心证多用黄连、木通之属，脾证多用防风、甘草之属。惟肾不宜有证，如耳热、䏶热，则邪在于肾，用黄柏、木通、茯苓、猪苓之属。此其大略也，临机应变存乎其人焉。

痘证传变

前辈谓痘出自肾而传肝、传脾、传心、传肺者，人皆疑之，不知此乃自内出外之意，非谓胎毒独藏于肾，而后传于各经也。盖毒在人身，随寓而伏，但因岁火流行而发。一二日自肾、骨髓而出之于肝、筋，血气充足者尽送出毒于筋，而无少留于髓；二三日尽出于胃、肌肉，而无少留于筋；三四日尽出于心、血脉，而无少留于肌肉；四五日尽出于肺、皮毛，而无少留于血脉；五六日尽出于疮疹，而无少留于皮毛；七八日脓水渐干；十日十一日而结痂；十二三日痂落，而体光泽矣。若初出于筋而少留于骨髓，则浑身壮热，口干闷乱，虽出于肌肉而少留于筋，则搐搦牵制，紫黑潮热，虽出于血脉而少留于肌肉，则发痈毒多在四肢，虽出于皮毛而少留于血脉，则痘不圆肥，虽出于疮疹而少留于皮毛，则痂迟落而多麻瘢。此自肾传至于肺之说也。故痘疹未出，五脏皆藏其毒，痘疹将出，五脏皆见病证。

若痘出自四经而肾无留邪者吉。若初热便作腰痛，见点紫黑者，多死。盖毒气留于肾间，而不能发越故耳，乃谓胎毒出于命门。又曰：变黑归肾，则痘专主一经，而后传变于各经矣，岂理也哉？

看耳后筋纹断法

诗曰：翻来覆去一条筋，要作明医须用心。筋有梅花五般样，青红黑白要分明。凡耳后筋纹似水红色为上；杏红色次之；大红色宜退火；紫黑青色皆不治。又须条均直上耳尖，而无分枝者为上；若分枝缠绕者，虽淡红亦凶；其或横过发际者，多不可救。

又曰：耳上属脾热者重，凉者轻；耳下属胃凉者重，热者轻。

纸捻照法

用学书竹纸或烧钱草纸烘干作捻子，如小指大，蘸清油于灯上，往来熏炽，令纸条无泡不瀑咤。又饱蘸油，又熏炽，令油无泡，即点捻子，将患者房内窗门闭令黑暗，有光处以物蔽之，看其左颧有何色点，右颧有何色点，中庭有何色点。观两颧宜以捻子在两耳边及鼻边平照，观中庭宜以捻子在两目角边平照。看其皮中，历历可指，是赤是紫，是块是点，晓然明白。若是麻疹，则浮于皮外，肉内无根；若是痘疹，根在肉内极深，若以捻子当颧及中庭正照，则黯而不见，捻子有灰眵即掐去令明，如此照之，病情在内者可以预见，若日间以天日光观之，则不见矣。

面部验痘吉凶位图

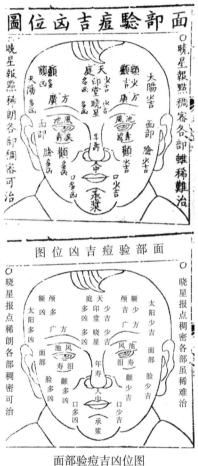

面部验痘吉凶位图

痘疹初形，有重轻、表里、虚实各不同，但观面上诸经络，死生凶吉自灵通。左脸肝兮右脸肺，脾为年寿及人中。心属印堂方广角，肾为颧骨耳尻逢。此是阴阳部位属，痘嫌枯滞及鲜红。假如年寿初先发，人中腮颊亦相同。淡红磊落如珠润，过期七日自然糁[1]。若越印堂方广出，心家热毒解方隆。颧骨耳目及麻紫，重极须知命必终。

———————————

[1] 糁：sǎn 洒，散落。

部位论

痘疮初发红点，先察部位，可知吉凶轻重。盖人之面部，左颊属肝木也，右颊属肺金也，正额属心火也，颏属肾水也，鼻属脾土也。正额者，太阳脉之所会。唇颏，阳明脉之所经，两耳后、两旁，少阳脉之所过。痘为阳毒，故随阳而先见于面。但阳明者，胃与大肠积陈受杇血气俱多，故先于口鼻两旁，人中上下，腮耳年寿之间。先出现者吉，若太阳则水火交战之处，少阳则水火相并之冲。若于其位先出现者凶，其起浆收靥亦皆如是。至如头者，诸阳聚会之处；两颐、两颊，五脏精华之府；咽者，水谷之道路；喉者，肺脘呼吸之往来；胸腹者，诸阳受气之地，为心肺之所居。五处最要稀少。若头额多者，谓之蒙头；颈项多者，谓之锁项；胸前多者，谓之瞒胸。蒙头则视听废，气化绝；锁项则内不出，外不入；瞒胸则阳不清，而神失守；两颊、两颐多致成片，或如涂朱，则肝盛克脾，八九日当作滑泄，泻青不食，而为险候，故不宜多也。惟四肢则虽多而不妨。以上诸症，俱要解毒清热，疏通营卫表里，使血活气均，庶无干枯焦黑之变矣。

看四时气色

气色者，脏腑之精华也。故观气色，则痘之出于何部，以至轻重死生，断可识矣。盖气色分属四季，肝青、心赤、肺白、肾黑、脾黄是其本体。肝旺于春，心旺于夏，肺旺于秋，肾旺于冬，各七十二日。脾旺于四季，后十八日，是其本位。然有时乎不春不冬而面色青黑者，非肝与肾也；不秋不夏而面色赤白者，亦非心与肺也。但得本色见于本季，而不反者，为正。故春季面见青色，两颧两腮微红，外带微黑色者，是水能生木，其色光润，出痘必轻，定先见点于手足或唇之上下。若前位红而带淡白者，金能克木也，此痘必重，定先见点于天庭、太阴，甚至七八日间多不可救。夏季面见正色，观腮微红，外带青色兼黄色者吉，必于左右腮上或耳下见点。若黑色外见发痘，必凶，在十一二日死。秋季见儿颧腮红色，外加唇红眼红，此痘必死于六七日内。若见红而带黄色，唇白色，则放标不过十数粒而已。冬季颧与腮红，外带黄色，唇白者，痘必遍身如蚕种，定在十日十一日死。若带白色，眼有精神，痘必先出于两脸上，三四次出，大小不齐，不药而自愈。君子于此，详加推察，必获应验矣。又概而言之，不拘四时，但红黄见于面部者为吉。盖红者，心之有本，黄者，脾之有根。此则气血必盛而痘出自顺也。倘有他证，亦随证加治，而即疗耳。若面部青白相兼，微有黑色，凝滞不散者，乃肺肝肾。三经反胜，而心脾已失其主矣，再兼坏证，死无疑也。倘得唇齿光泽，眼不血红，则气血不足之故，可大加补剂，善于调摄，亦或有日至功成之效矣。

观痘形色

形乃气之充色，乃血之华，看痘舍此更无他法。是故形贵尖圆起发，疮皮厚硬。而皮平塌者，为凶。色贵光明润泽，根窠红活；而惨黯昏黑者，为危。然形有起发而或致变者，由色不明润，根不红活故耳。若痘色光泽，根窠红活，虽平塌亦为可治。但色以红活为贵，而犹有圈红、嘡红、铺红之别。圈红者，一线淡红，紧附于根下，而无散走之势，吉之兆也；噀红者，血虽似附，而脚根血色隐隐出部，险之兆也；铺红者，痘色与肉不分平铺散漫，凶之兆也。以此察之，则生死可预决矣。

根窠者，血之晕。脓者，血之腐。故六日以前，专看根窠。若无根窠，必不贯脓。六日以后，专看脓色。若无脓色，必难收靥。此必然之势也。

初热看面色以断后证

面白者，肺经有风，主痰喘。

面青者，初主泄泻。

面赤者，主潮热往来，其疮必惨。

面紫赤者，有八九分，如或作渴作吐，将来必主痒塌。面黄者，脾经有积，主发热吐泻，或腹痛下痢。

看耳目口鼻秘诀

耳后青筋起主瘈疭。耳前后俱黄主惊，入肾，咬牙。两耳畔青黑筋横过发际，主脐下痛吊。耳苍黑者，肾经热，黑色从太阳绕耳者，死。眼内神光不明，珠色转绿或赤者，危。鼻青者，主吐乳。眼内黑珠起，浮油混睛者，凶。鼻有黑气者，死。鼻黑者，小便不通，鼻孔干燥气粗者，主衄血。鼻尖红，直上印堂者，主心热发痈毒，夜啼，出疹，人中青，主乳不化便难。印堂青者，主夜啼，胎中受冷。口唇凡痘看唇口，红活无燥白之色者吉，若唇燥裂舌，有白苔，乃心经蕴热也，急清其火。肛门如竹筒，药食直下者，死。

异痘

夫痘有似凶而吉，有似吉而凶者，医者不可不辨。

天根痘 诸痘不起，壮而天庭或晓星起灌者，乃精气外生，故曰天根，十有九生。

天空痘 诸痘壮起，而天庭或晓星不壮者，乃血不灌顶也，故曰天空，十无一生。

明朗痘 诸痘不起，而太阳太阴独起者，吉。日月为明，太阴太阳之谓也。

明蚀痘 诸痘起壮，而太阴太阳不起者，凶。

海溢痘 诸痘不起，而耳后方圆一寸独起者，名曰星宿海溢，是肾经旺也，可治。

海枯痘 诸痘俱起，而耳后方圆一寸独不起泛者，肾败也，名曰星宿海枯，不治。头面、遍身、四肢、耳上俱已起泛灌脓，惟左耳下外面有二三粒不起灌者，定作唇裂齿干，如不急救，内攻而死。

有根痘 凡痘出，头面多，四肢密者，十分危险。若得地角、方圆略有数粒如珠者，十有十生，盖肾为人之根本，此痘肾旺，故曰有根。

无根痘 诸痘俱好，而地角方圆陷伏干枯，或灰白不起者，肾水绝也，不治。

抱鼻痘 面部俱稀，而鼻梁左右密如蚕种者，此毒聚于脾胃也，名曰抱鼻证，其危矣。

单锁口 面部俱稀，而嘴角有一粒黑痘，较诸痘独大者，名曰单锁口。

双锁口 若嘴角两头各有一粒者，名曰双锁口，皆恶候也。

锁项托颐　痘出遍身稀疏，惟项下稠密一片，以至于颐者，名曰锁项托颐，亦为不治之证。

猪颈痘　痘出而喉颈窝太多者，急用山豆根、玄参、桔梗、甘草、生地、芎、归、山楂、木通、荆芥、牛子水煎与服，迟则毒结喉而死。

两头痘　初标时看自胸而上、自脐而下俱有，而中间一截全无者是也。七日内急用人参归芪汤，去桂加苏叶、桔梗、山楂、白芷、厚朴、紫草、防风、木通，再加黄豆三十粒，水煎救之，出七日则难救矣。

逆痘　上身少，下身多者，名曰逆痘，此无大害。

鬼捏痘　痘出遍身，全无点粒，其斑成片，恰如打伤痕一般，故名鬼捏，不治。

鬼痘　痘标既完，手足胸背俱多，而头面全无者，名曰鬼痘，又曰无头痘。五日之内可救，五日之外难救。盖气血下行不能上升，急用升麻、川芎、白芷、苏叶、前胡、甘草、桔梗、防风、当归、笋尖，姜水煎服。如不治，曲池生毒，一月见骨而死。若身上四肢稀少者，不可遂作鬼痘看。

贼痘　痘初出便如绿豆，过一日便如黄豆大，再一日又大如圆眼者，名曰贼痘。其痘根窠与顶全无血色，形虽起胀，按之虚软，至四五日上下出血而死。但比诸痘独大，其大甚速者，就是不必大如圆眼也。

蛇皮痘　头面遍身再无空地，平塌而色白者，俗名蛇皮，此必干枯不能作浆，至十一二日必死。

药患痘　初标红润，至四五日忽变，陷伏不起，将至里虚，此名为药患，急用扶表里为上。

九焦痘　当额、地阁、颧骨、胸背、耳后、手足，皆有一二个黑陷者，名曰九焦痘，不治。

伏阴痘 痘不贯脓而泻脓血，故名伏阴，急宜温里。

空仓痘 疮虽肥满，而内实干枯，全无血水者，乃空仓也，决死之证。

石臼痘 痘中有凹，而四弦特起，明亮好看，内实浆板不化，以手摸之其硬如石，因形犹石臼故名之。此证断不可治。

茱萸痘 痘不甚起，而中亦有凹，四弦皆有绉纹，以其形似茱萸故名之也。若得根窠红活者，服内托散（四十三），去防风、白芷，顶中丛黑点者，保元汤（四十七）加芎、桂，身壮热者入酒炒黄芩。

虫痘 痘疮痒甚者，不必夏月中蝇生蛆，虽寒月亦有用簪挑去而愈，或谓用柳条铺下，令见卧于其上，则蛆自出此。盖毒留于皮肤，延绵日久，脐肤热腐故耳，譬之腐草为萤，朽木生蠹，其理一也。

血痘 痘初出血点，其色红紫，六日之中，决许以死。平如朱笔，点于遍身者，内根已腐，外苗必萎，二证决无可治之理。

血疱痘 血疱痘者，血协热毒而自浆也。刺疱血犹红者，尚可治，急与犀角地黄汤（八十三）加白芍，以制血解毒；血黑者，不治；身热者，小柴胡汤（九十四）加生地；血浆不能收靥者，紫草煎汤调下龙脑膏（十六）。

血靥痘 痘出稀少，四五日胖如碗豆，六七日血靥痂干，亦似丹砂，九日而痂落。此气血充足，毒少故随出，随痂不及酿脓也。此痘极佳百无一二。

白浆痘 若初起发疱，头便带白浆者，此疫疠痘也。但有此，便不可治，主七日死。

四围痘 若疮起发，根窠四畔又旋出小痘攒簇本疮，或发似粟米，不待养浆即加搔痒而死。

漏疮痘 疮出头有孔，脓水漏出，堆聚，干结，其色如天疱疮及癞头之形者，或清水非脓，无事自破，水去而干黑者，此皆厉气所为，传染相似，俗名漏疮，未有能治者矣。

蛀痘 起肿时痘上有小孔，不黑不白，名曰蛀痘，皆腠理不密而有是痘，大泄元气，急用保元汤加丁香、肉桂，其孔一密，而痘自起矣。

隐血斑 其形如豆壳，灰白全无血色，擦破而后血出，亦无脓血，故曰隐血斑也，不治。

赤萍疮 痘已出齐或未齐，如赤浮萍，微微高起，若爬出有血，急以解毒升发药救之，如成烂痘，则无妨矣。

紫萍疮 痘已出齐，紫色不起，不灌浆，如浮萍贴在肉上者，不治。

白萍疮 同上。

草尾珠 其痘遍身俱陷，惟骱骨一团饱满如珠，此证可治，补托灌脓即痊矣。

黑痘 卢廉夫曰：黑痘多属血热，黑痘本为恶证，世医恒弃而不治，然形状多端，犹可解救，须当辨而治之，但血不活者，则难救矣。

——痘紫黑或黑点子，隐在皮肤之间者，无比散（十一）或人牙散（二十一），用猪尾血三五滴，酒调下小儿三分，大人五分。

——初出便是黑点，急用紫草茸二三钱，醇酒半盏，煎至三分，滤渣与服为妙。

其形如痣，皮肤发青紫纹者，服透肌散（二十一），或加防风、荆芥。

——形如牵牛而色瘀败，又黑痕并黑靥者，并用蝉蜕二十五个，紫草茸一钱，水煎服。

——痘黑如煤炭血，不红活者，用活血散（五十九）一钱，酒煎，紫草汤下。

——痘黑而皮肤皆黑成片者，化毒汤（三十二）加蝉蜕、地骨皮、酒炒黄芩。

——痘黑大而软者，气弱而热毒盛也，用保元加紫草。

——痘焦黑，潮热烦躁者，小无比散（十二），井水磨犀角调下一钱。

气血两败痘 近看犹如水蓼花，远望胭脂紫可夸。临浆清水不成脓，古圣神农无治法。

复出痘 先见标一二点于面部或口唇上下，如常起胀贯浆收靥，不知者以为痘本稀少故也，然以火照之，红点隐隐然藏于皮肤之内，急用内托解散，则痘复出，不然颐下决发一毒，不急散其毒，而发其痘即死。

云翼子二十八般异痘，姑铋^①于后以备参看

——彤云绕顶遍身痘好，但头顶一片红赤者，乃热毒盛于膀胱也，须清利之。

——紫云灌顶遍身痘好，但头顶紫干，陷伏不起者，不治。

——乌纱覆顶其证必咽喉哑塞，鼻气太粗，乃血衰气败而元阳脱也，不治。

---

① 铋（bǐng）：图钉、鞋钉、铆钉之意。

——梨花漫顶用保元汤（四十七）加天雄，犹或可救。

——云掩天庭遍身磊落光泽，惟额上一片血疱如云者，乃心家客热甚也，急磨犀、玳服之。

——紫萍铺额其证热甚，咽痛闷乱发狂，用小无比散（十二）加玄参、升麻、犀角。

——乌砂落额不治。

——灰扑印堂此证心家少血也，若兼腹胀咽干，用保元汤（四十七）加芎、桂、红花。

——红纱拂面加味犀角饮（八十四）加白芍，凉血解毒汤好。

——杨花扑面用内托散（四十三）加天雄。

——赤珠绕唇此乃脾经极热也，用小无比散（十二）加雄黄。

——乌饭沾唇此证必声哑神昏，目精不转，四肢厥冷，喉响如锯，三朝七日乃死期也。

——霞锦穿胸此因火毒淫盛，不治之证。

——紫云布胸此证血枯气滞，毒来攻胸也，其证必咬牙战掉，口唇焦裂，顷刻命倾矣。

——黑棋排胸三朝决死。

——柳絮飞胸此乃血气枯弱也，保元汤（四十七）加芎、归、桂、附主之。

——桃花映背此证清火解毒可生。

——紫萍浮背不治。

——黑砂落背不治。

——雪铺鱼背此血已枯尽也，不治。

——赤鳞穿腹此证必大便秘，小便淋涩，乃胃家热甚也，用五苓、甘露以和解之。

——黑段缠腹此证必肚内膨胀，声音哑，二日终矣。

——白梨堕腹气血衰败也，半月之间发惊而死。

——葡萄落地臀间红紫一片若葡萄者，两日命终。

——烂粟居臀遍身俱好，惟臀上一片如粟壳臭烂者，托补下元可转。

——榴花散野诸痘俱好，惟四肢红赤而唇口崩裂者，乃心脾肺三经热也，须凉血清火解毒。

——黑珠遍体四肢枯黑，如火烧柴头，口中涎出气冷，朝夕死矣。

——杨花堕枝手足独灰白者，气凝血滞也，八珍汤加附子治之。

治痘总要

丹溪曰：虚者益之，实者损之，寒者温之，热者清之。此治痘之大要也，舍是四者无治法矣。又发热之初，急宜表散，要在表热尽退为佳。既出之后，随证温凉，务在解肌消毒，调气活血，使营卫和畅，则无壅滞陷伏之患。又必谨避风寒，绝戒房事，调节饮食，禁止秽气，自然获吉矣。

诸医评

古之治痘者，陈文中乃用水香散、异功散峻热之药。丹溪发挥其误，然亦有用之而获捷效者。刘河间、张子和则专用黄连解毒汤、白虎汤、升麻葛根汤等寒凉之剂，此岂古人之用药迥别有如斯哉？各因所值之时，所犯之证，而为之处方耳。后之宗陈氏者，多用热药；宗刘、张者，多用凉药，此刻舟求剑之道也，君子诚能意度寒暄推详脉候，而视疾为之转移焉？则攻补适宜，宗陈氏可也，宗刘、张可也，焉有执一之病哉？方书有曰：痘宜温补。不知温补之剂能扶元气，亦能长邪热，况痘症属火实者十常八九，故丹溪曰酒炒芩连能解痘毒，观此则张、刘尤为可宗，但凉药久服则伤胃，亦能滞血，故热退则止，热未尽退但加于温补药中，则热亦渐退而痘可无恙矣。

痘证日期

夫痘热蒸三日，放标三日，起胀三日，贯脓三日，收靥三日，此病之正也，轻者不拘常数，重者则出常数之外，固不可一例而视。但得痘色明润，根窠红活，饮食二便如常，又无表里杂证，虽迟数日不妨。设有当出不出、当起不起、当脓不脓、当靥不靥者，须详察之，或为元气虚弱，不能运行，则补其元气，或为杂证攻剥，不能通贯，则去其杂证。又六日以前，毒发未尽，有杂证者，常也；六日以后，毒该尽出，杂证当除而不除者，为逆，须急治之可也。治痘之要法无出此矣。

痘证决生死日期

凡痘以出标一日为始，六日、九日为变，又一二日、十四日为变，此决死生之定期也。但证有寒热，故死有迟速。王节斋曰：重证属虚寒者，毒少气血不足，不能贯脓，成就必九日后变证而死，或延十数日方死；属实热者，不过六日而已。盖痘毒自内出外，三日方齐，毒尚在内，出至六日则当尽发于表，七八日成脓而结痂矣。若毒盛不能尽出，至六日反内攻脏腑而死，又有三日而死者，由毒气不能发泄，腑脏受伤，故其死最速。此虚实轻重之分也。

五运六气（五运者，金、木、水、火、土也；六气者，风、寒、暑、湿、燥、火也）

人身之气与天地相为流通，故痘疮之发，要亦感天地之气而然也。治痘者，能知运气加临胜复之理，则设方处治，庶温凉寒热之得宜矣。昔陈氏木香异功散立方之时，为运气在寒水司天时令，又值严冬故耳。后人不知立方之意，一概用之，误人多矣。今特集运气图说，使人知运气周流而得，随时用药引伸，触类以为无穷之妙用也。经曰：必先岁气，毋伐天和。又曰：先立其年，以明其气。此之谓也。

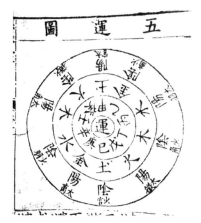 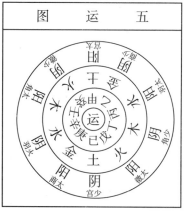

五运图

甲乙之年为土运（土爱暖而不爱寒，宜加温剂以助之）

乙庚之年为金运（金清而不宜燥，宜加平剂以清之）

丙辛之年为水运（水欲暖，而寒则凝，宜加热剂以温之）

丁壬之年为木运（木性寒，又怕燥，宜加和剂以平之）

戊癸之年为火运（火宜寒而不宜热，宜加凉剂以解之）

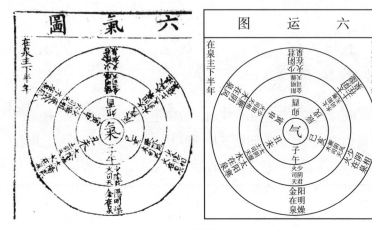

六气图

子午卯酉年，少阴君火，阳明燥金司天，在泉宜清之。

辰戌丑未年，太阴湿土，太阳寒水司天，在泉宜温之。

寅申巳亥年，少阳相火，厥阴风木司天，在泉宜凉剂以和之。然又当察病以调治，而不可执一也。

脉

痘以发热至起胀时，毒从内出，阳之候也，脉宜浮大而数，不宜沉细而迟，自收靥以后，毒从外解，阴之候也，脉宜和缓，不宜洪数。

治痘须明经络

夫人之身诸阳脉上行头面，诸阴脉自颈胸而还。故痘疮之发，自头面始也。丹溪曰：上引用升麻，下引用牛膝。此亦自其大概而言之耳。至于六经，则有气血多寡之异，而用药则有君臣佐使之殊。故自人身言之，太阳多血少气，少阳多气少血，阳明多气多血，厥阴多血少气，太阴、少阴少血多气，此人身之常数也。小儿出痘发热，饮食少进，荣卫之气衰，多者至是已不足，而少者益不足矣。是故小儿出痘，气血鲜有不亏者。但视其色白者，少血也；起迟者，少气也；陷下者，气虚甚也。补血用芎、归、生地为主，补气用参、芪、白术为主。当视其经气血多寡，以为引用。如太阳经下陷，补气药为君，补血药为臣，藁本、羌活为佐，防风、升麻为使。有毒则加牛蒡、连翘、紫草之类，紫色毒盛，芩、连、犀角之辈。少阳陷下，用补血药为君，须倍加川芎，以为本经升发之用。补气药为臣，羌活、升麻、葱白为使，防风、白芷，少加柴胡、藁本为佐，俱用甘草以和之。如心经毒盛，用犀角、黄连，肝经用羚羊角、黄芩，肺经亦用羚羊角、片芩、炒黑山栀、麦门冬，少阴则用酒炒知母、黄柏之类，不可过用。又曰：身后出不快，足太阳经也，用荆芥、防风、甘草。身前出不快，手阳明经也，用升麻葛根汤。四肢出不快，足阳明经也，用防风芍药甘草汤。此固治痘审经之大略，治痘者当知所鉴也。

用药

治痘用药，专看气血虚实寒热，有杂证者，各从其类而施治之，条陈于后。

——补气：人参、白术、黄芪、茯苓、甘草。

——补血：当归、川芎、芍药、地黄。

——发散表热：升麻、柴胡、干葛、紫苏、前胡、葱、姜。

——清里热：黄芩、黄连、黄柏、山栀、犀角、羚羊角。

——表寒：黄芪、桂枝、生姜、川芎、防风。

——里寒：干姜、肉桂、附子、木香、豆蔻。

——利小便：猪苓、泽泻、木通、滑石、车前。

——利大便：枳壳、枳实、大黄、玄明。

——活血凉血：生地、红花、紫草、牡丹皮。

——调气：木香、陈皮、青皮、香附。

——咽痛：玄参、桔梗、连翘、牛子、山栀、甘草、薄荷。

——呕吐：藿香、砂仁。

——胃寒：丁香、木香。

——惊搐：僵蚕、天麻、朱砂、茯神。

——咳嗽：麦门、瓜蒌、桑白、杏仁、五味。

——风热：蝉蜕、白芷。

——泄泻：诃子、肉蔻。

——腰疼：牛膝、杜仲、玄胡索。

——头痛：川芎、藁本、蔓荆。

——清痰：半夏、南星、贝母、石膏。

——止渴：干葛、五味、麦门、天花。

——消食：山楂、麦芽、神曲、草果。

——腹胀：厚朴、苍术、大腹皮。

——快斑：紫草、防风、荆芥、升麻。

——起痘：鹿茸、穿山甲。

以上诸品，乃治痘之大略。至于临机应变，又不可执一于此也。

虚痘禁用药性

鼠粘子通肌滑窍，多服恐内动中气，外致表虚。

蝉蜕能开肌窍，多服恐泄元气，以致表虚。

紫草性寒利窍，多服恐成溏泻。

白术多用恐能燥湿，使润湿之气不行，则痘难成浆。

茯苓、猪苓燥湿渗泄，能令水气下行，多服恐津液耗散，外不行浆，内防发渴。

人牙性烈，发表太过，内动中气，外增溃烂。

诃子、龙骨、枯矾皆能塞阻肌窍，气虚之证用此，毒亦不能前进，虽能涩泄，甚不可施。

大黄荡涤污秽，耗削胃气，虽热渴便实，亦不可轻施。

山栀性寒降火，虚痘便赤，必非实热，用须慎之。

生地性寒，凉血润肠胃，虚者慎之。

枳壳下气宽肠，多用则损中气，泄泻。

干葛性凉解肌，多用恐致表虚，况太凉则痘不长。

山楂散血解结，多用则内虚。

麻黄开窍走泄，妄施则成表虚气脱。

乌梅酸收。

砂仁散气。

人参、黄芪皆补气助火之剂，凡痘色白陷者宜用之，若痘色红紫壮实者轻用之，则血愈热而毒愈炽，红紫者转而为黑枯，不救之证矣。

世有见痘不起，以虫鱼、腥肮、毛血、牙骨、鳞角等毒药以发之，谓其以毒攻毒也。殊不知毒药损人元气，元气既伐，毒气愈炽，而酷烈之性反为内攻，更有何法以救之？几万有一中，亦见禀之本厚耳，不可以为常例。

汗下

汗下之法，古人深以为戒，盖恐毒发于表，妄汗则成斑烂，妄下则成陷伏耳。若痘症之初有表热，非微汗何由而散？有里热，非微利何由而解？以至靥后实热，又可以不下乎？但以古人慎重之意用之可也。若谓首尾俱不可汗下，恐非通变之见矣。

小儿服药

小儿多不肯服药，强之亦不能多进，然病热猖獗，非药力不能驱逐。痘属虚寒者，固可延绵数日，属实热者，药不可缓。故用药惟宜重剂浓煎，只用头服，则药力能胜病矣。

乳母服药

痘疮已，随症服药，至于乳母，亦宜服大剂，使其乳汁亦有药力。

调养禁忌

痘疮既出，内脏空虚，热气一蒸，毛孔俱开，饮食起居之际，稍失其宜，则风寒易于侵袭，内气易于伤损。故衣被当顺天时以为加减，亦不可以热而纵其赤体，当风单衣取凉。亦不可以寒而重绵叠褥，使热气壅遏，痘本热毒，宜以爽快为正。

饮食最宜调和，不可使之太饥，亦不可使之太饱。如或好食何物，有不宜者，但少与之，以顺其意，不可禁固，使之忿怒，反添火邪。亦不可过纵，致生他变。如辛甘多，则发汗；酸苦多，则吐泻；咸多，则郁结咳嗽。鸡肉生风，猪肉生痰，鱼腥助火，牛脯黑痂，荔枝与酒皆能发痒，枣、柿、糖、蜜味甜能引痘入眼，醋酸损齿，葱、蒜泄气，此皆不可不慎也。

痘后脾胃怯弱，血气尚未平复，饮食不能克化，易于发火生痰。今人多以病后保爱太过，恣其饮食荤腥，致成他症，而反伤生者，往往有之，尤不可不慎戒之也。

避秽气仲景曰：小儿痘时宜烧乳香，辟诸恶气。盖营卫遇香则行，遇臭则凝故也。

腋下狐臭气	房中淫液气	行远劳汗气
沟粪浊恶气	妇人经候气	诸疮腥臭气
硫黄蚊烟气	吹灭灯烛气	误烧头发气
柴烟鱼骨气	葱蒜韭薤气	煎炒油烟气
醉酒荤腥气	麝香燥秽气	

又禁忌

生人往来	詈骂呼怒	对梳头	对搔痒	勿扫地
勿对荒言	勿饮食歌乐	勿僧道师巫入房		

以上秽气禁忌诸条，谨之，则重可变轻，不谨，则轻变重矣。

解秽气内服平和汤（二百九）或惺惺散（四十一）加解毒汤（八十二）

外解方：凡被房事、经水、生产之秽所犯者，以大枣烧烟解之；被酒厌者，以葛根、茵陈蒿烧烟解之；被五辛厌者，以生姜烧烟解之；被死尸之气及疠气所犯者，以大黄、苍术烧烟解之；凡为狐臭、犬羊厌者，烧枫球解之；凡遇风雨，烧苍术、枫球避之；又辟诸恶气，通以乳香烧烟熏之，以胡姜酒噀①之。

世俗煮醋熏痘，谓其能活血。然醋主收敛，故妇人血崩者用熏之，痘毒欲升发而不欲收敛，故不宜耳。尝见用醋熏痘，发痒搔破而败事者，慎之。

论气虚实寒热

——凡痘之轻重，由于气之虚实而知。盖元气者，痘之主也，元气虚则痘不能起发长足，或平塌，或项陷，或摸不碍手，或皮皱。其见于杂证者，或吐泻不食，或咳嗽连声不断而无痰，或声音不出，或语言不全，此气之虚也，宜内托散（四十三）、保元汤（四十一）、大补汤（二百）、四君子汤（四十五），加糯米、官桂、木香主之。如痘形饱满，轮廓丰厚，疮坚硬，或发壮热，或喘痰壅，或咳嗽有痰，或气促闷乱，此气实也，宜清肺饮和解之（一百二十四）。

如鼻流清涕，咳嗽恶风自汗，身体战栗，疮色惨白者，此气寒也，中和汤（二百二）、陈氏木香散（二百三）、理中汤（六十五），加杏仁、五味主之。

如鼻中干燥，皮毛枯槁，咳嗽，痰中有血，或鼻中出血，疮色焦紫，此气热也，宜泻肺散（二百四）、清肺饮（二百五），加黄芩、生地主之。

---

① 噀（xùn）：含在口中而喷出。

论血虚实寒热

夫痘之形，固全视夫元气矣。然气为之主，血为之附，必气血相和于内，则发扬于外，为吉之兆。若气虽盛而血失，所宜不相归附，则又有变态存焉。故血之虚实寒热，尤当详审而治之，如疮色不红活，淡白发痒，不能发贯浆，手摸过即转白者，此血虚也，四物汤（五十六）加黄芪、红花、糯米主之，或少加黄芩，以滋血泻肺。

如身热不除，或寒热往来，疮色焦黯，口苦舌干，唇青面赤，胁肚作痛者，此血实也，犀角地黄汤（八十三）、及小柴胡汤（九十四）主之，或少加桂，以抑肝气。

如疮色灰惨，血凝不活，腹胁胀满，面青筋缩，呕吐清水，或泻青菜色稀水者，此血寒也，宜温胆汤（二百一）加川芎、黄芪、白术、官桂主之。

如疮色昏黯发痒，眼珠红赤，大便坚燥，身热易怒，此血热也，宜犀角地黄汤（八十三）合三味消毒饮主之（三十五）。

论表虚实寒热

痘疮之出，根于里，而发于表，故表里、虚实、寒热不可不辨。盖脾为肌肉之主，肺为皮毛之合，如恶寒恶风，寒热往来，面青目白，怠惰嗜卧，手足冷，身体静，精神怯弱，疮不起发，身有寒惨凌振之状者。此脾弱肺虚，为表虚也，宜中和汤（二百二）、四君子（四十五）主之。

如疮色绽实，肌肉疼痛，舌上有苔，面赤唇红，毛焦肤燥，手足俱热者，此脾热肺盛，为表实也，宜升麻葛根汤（五）加芩、连、当归、柴胡等解表散热为治，切不可用黄芪、官桂实表之药。若误服，初则痘闭不出，中则不能起发，后则不能结痂，变生溃烂诸症矣。

如疮不起发，身发寒惨，肌肉不密，咳嗽恶风自汗，时作战栗，如气寒之证者，此表寒也，宜中和汤（二百二）、双解散（二百六）固表和中，更用四君子汤（四十五）加黄芪、陈皮、半夏以密腠理。

如疮色焦紫，不能起发，但吸吸发热往来不定，如翕之所复，此表热也，宜百解散（二百七）少加柴胡以散其热，或升麻葛根汤（五）少加黄芩清之。

论里虚实寒热

里者，五脏六腑之谓也。痘疮虽当固养元气，调和脾胃，然亦必察其虚实寒热而治之。如饮食少进，大便泄泻，小便清白，神思昏倦，口鼻气冷，痘不起发者，此里虚也，宜内托散（四十三）、参苓白术散（二百八）、大补汤（二百），泄泻者去当归、生地，加肉豆蔻、干姜治之。

如饮食大便如常，或二三日一次，小便通利，精神爽快，疮色和顺起发者，此里实也，不必施治，但节饮食而已。若口气热作渴，舌燥咽干烦躁，痰壅喘促，惊悸、谵语、狂乱，腹胀胸膈饱闷，或上下失血，此里实之过甚者，必致燥其阴血，急宜四物（五十六）加陈皮、牛蒡、荆芥、甘草等，以凉血活血为治，切不可用参、术助脾补气之药，反成噎闷，饮食减少，变生痈毒诸症矣。

如手足厥冷，唇面青白，小便淡泄，欲饮不饮，身体凌振，或大便泻青色，或厥冷过膝，疮色灰白，寒惨不起发者，此里寒也，宜陈氏木香散（二百三）去大腹皮、青皮，加黄芪、白术，甚者异功散（六十一）及内托散（四十三），倍加肉桂、干姜治之。

如唇红面赤，手足皆热，小便短赤，大便秘结，口渴，疮色焦紫，蒸蒸发热，此里热也，宜四物（五六）加牛蒡、荆芥、连翘、酒炒芩、连治之，或略与通利大小便，以清火滋阴解毒为治，切不可过治，以成实实虚虚之误。然又有表里气血之虚实寒热并见者，俱当随其虚实寒热之并见者而兼治之，更须辨认明白为要。

论三阴三阳证治

夫脏腑之于阴阳，各有所主，故三阴三阳随经见证者，皆当辩识而治。如太阳经所主者，小肠膀胱也，其证则身热，小便赤短，治当紫草木通散（二百八十七）、灯心竹叶汤（三百一十三）；如少阳经所主者，胆与三焦也，其证则乍寒乍热，咽喉肿痛，治当连翘散（二百五十九）加玄参、桔梗，三味消毒饮（三十五）合甘桔汤（一百二十七）；如阳明所主者，胃与大肠也，其证则身热目赤，大便秘结，治当化毒汤（三十二）、四顺饮（一百五）；如太阴经所主者脾与肺也，其证则四肢厥冷，大小便自利，治当四君子汤（四十五）加陈皮、紫草、桔梗；如少阴经所主者，心与肾也，其证则口干，舌苔唇燥，黑陷，治当四物汤（五十六）加红花、紫草、连翘、木通；如厥阴所主者，肝与包络也，其证则舌卷外缩，时发厥逆，治当陈氏异功散（二百三）。

预服稀痘方

凡痘于未见之先，服解毒稀痘等方，令痘出多者可少，少者可无，或终身不出，若见点，切不宜服，恐药性寒而敛肌，则出又不快矣，方陈于后，用者任意择焉。

○神功消毒保婴丹（二百一十）　○代天宣化丸（二百一十一）
○龙凤膏（二百一十二）　　　　○稀痘仙方（二百一十三）
○兔红丸（二百一十四）　　　　○鼠肉方（二百一十五）
○鲫鱼方（二百一十六）　　　　○蛤蟆方（二百一十七）
○四脱丹（二百一十八）　　　　○鸡蛋方（二百一十九）
○玄菟稀豆丹（二百二十）

浴洗免痘法

○葫芦花汤（二百二十一）　　　○苦楝子汤（二百二十二）
○乌鱼汤（二百二十三）
以上诸方，皆用之于平日，解痘毒于未出之先也。
○三豆汤（二百二十四）　　　　○麻油擦法（二百二十五）
○稀痘保婴丹（二百二十六）　　○三花丹（二百二十七）
○六味稀痘饮（二百二十八）　　○轻斑散（二百二十九）
○蜜调朱砂丹（二百三十）　　　○三酥饼（二百三十一）
○稀痘兽验丹（二百三十五）　　○白牛毛散（二百三十六）
○朱砂解毒丹（二百三十二）　　○稀痘如神散（二百三十三）
○预服万灵丹（二百三十四）　　○预防汤（二百三十七）

○甘草散（二百三十八）　　○消瘟饮（三百三十九）
○稀痘丹（二百四十）

以上诸方，皆服之于临期，解痘毒于将发之际也。

初热三日证治

发热之初，痘症之吉凶皆兆于此，故急宜表汗，使脏腑胎毒及外感不正之气尽从汗散，则痘出自然稀少。但热甚者，其毒亦盛；热微者，其毒亦微。微者固不必治，妄汗则表气一虚，痘不能起发，反为害也。盛者汗之，要在身热尽退为佳，其有一切杂证皆由毒气欲出不能故耳，一表散则毒气尽泄，而诸症自退矣。或有当解者解之，当下者下之，不可执一也。胡氏曰：表热壅盛，非微汗则表不解；里热壅盛，非微利则里不解。正此之谓耳。失此不治，则毒气渐盛，而逆证随见。世人多忽于此，及见逆证，而后治之，将何及哉！

热有三因

小儿发热，或因内伤，或因外感，或因惊恐跌磕，证虽不同，皆能感动胎毒。治之之法：因内伤者，当于清热药中兼消食调胃；因外感者，当用表散；因惊恐跌磕者，宜镇惊平肝，调和血气。若不详察，而概以升麻葛根汤表之，是失病因也。

顺症不须治

——身热和缓，或热或退，神清气爽，饮食如常，大便稠黄，小便清利，而无杂症者，吉。

——初热先发惊搐者，吉。惊则毒从心经而出。

——初热吐泻不甚而随止者，吉。节斋曰：痘初若自吐泻者，慎勿乱治，而多吉，谓邪气上下皆泄也。

险证当治

——初热憎寒壮热，头疼咳嗽，鼻流清涕，与伤寒疑似之间，二便调者，升麻葛根汤（五）或参苏饮（三），俱加葱姜，以表之。

——初热头疼身热，腰腹皆痛者，宜苏解散（二），夏加香薷，冬加麻黄，热甚加柴胡、黄芩、姜一片、连根葱白五茎，乘热送下稀痘丹（二百四十）以汗之，汗后身热不退，宜用苏叶、麻黄、葱、姜煎水调下，小无比散（十二）以解之，必以热退为良。

——初热壮盛，头体腰腹俱痛，吐泻咳嗽兼作者，其证必重，急与败毒散（一），热甚磨犀角汁和服。

——前证兼烦渴谵语，小便如火，如见鬼祟者，败毒散（一）调下辰砂，益元散（十四）。

——热甚失表，发狂谵语，烦渴壮热，如见鬼状，燥乱不宁者，外邪与内毒相抟也，急与葛根汤（九）。微汗之后以灯心汤调下，大比六一散（十三），甚者大灵丹。

——风寒壅盛，致红紫斑影不起者，败毒散（一）化下紫草膏（二十六），须令遍身皆出臭汗，则毒气可散。

——发热痰甚，谵语昏迷惊搐者，是外感风寒，而内发心热也，人参羌活散（七）。惊搐甚不止者，用红绵散（一百三十七）调下辰砂益元散（十四）。痰涎壅盛，不省人事者，薄荷汤下抱龙丸（一百四十）。

——初热发惊，目睛上吊，头窜向后，身如反弓者，肝木生风故也，用惺惺散（四十一）加蝉蜕、全蝎，汗缀如珠者死。

——初热腰痛腹痛，膨胀努气，干霍乱，及内症重者，四顺饮（一百五）或大柴胡（一百八）、承气汤（一百九）下之。

——初热伤风，伤食咳嗽呕吐者，苏发散（六十八）加生姜服之。

——初热身痛吐泻者，四苓散（九十七）加柴胡、羌活、砂仁、藿香。

——初热口渴干呕者，藿香正气散（六十九）加姜炒黄连、瞿麦。

——发热吐泻不止，身热口渴者，四苓散（九十七）加黄连、淡竹叶。

——发热呕吐，泻利不止，口不渴，身与手足俱冷，不能饮食，脉沉细者，和中汤（六十七）治之。甚者，理中汤（六十五）。谷食不化，加山楂、神曲、麦芽，失此不治，则胃气益虚，血脉凝滞未出者，不出已出者，陷伏倒靥，遂致不救。

——初热声遂变者，重宜清肺饮（一百二十四）、甘桔汤（一百二十七），加鼠粘子、荆芥、玄参。

——初热眼红发狂，可用冷水湿包头，以透四心。

——初热一切失血之证，急服犀角地黄汤（八十三）。

——初热或见点紫色，小便如血者，二宝散（八十五）。

——初热四肢僵直，不能举动者，以四君子汤（四十五）加川芎、当归、羌活、独活、天麻、蝉蜕、全蝎、炒僵蚕、炒木香。

——初热肚胀眼合，狂躁大渴，身体不大热，或舌干燥，或舌尖热，此毒根于里也，将变失血之证，宜大解散发之，如迟一日，则难疗矣。主口上痘出稠密成疔，或痘郁滞斑点隐于肌肤之间，欲出不出，以紫草透肌汤逐之（三十一）。

逆症不治

——发热，头面一片红如胭脂者，六日后决死。

——初热时用灯照心窝，或遍身皮内有成块红者，不治。此乃毒气壅于肌肉，未能发散故也，急与解毒散血，犹或可生。

——热如熨手，眼红，口唇紫黑破裂者，不治。

——初热腹中大痛，或腰痛，如被杖者，不治。

——初热七吼，二便出鲜血不止者，死。

——发热时，遂见紫黑斑者，不治。

——初热胸高而突者，不治。

——初热目闭无魂者，不治。

——初热先腰痛甚，而后见点者，不治。

——初热舌头紫黑，或声哑噎神昏者，不治。

——初热吐泻有蛔虫者，不治。

报痘三日症治

形色一见，吉凶攸分，因循失治，或辨症不明，至后必难起胀，必难贯脓，痒塌倒陷之祸随至矣。此时必辨虚实、寒热，急为之调摄，斯有起死回生之妙也。

痘有连热三五日而后出者，由血气充足毒少，难于感动，如灼火难燎，杯水难流也，其痘必稀疏而易愈。有才热一日或半日而即出者，由血气怯弱，毒多易于感动，如烈火易焚，长河易决也，其痘必稠密而难愈。

又初出三五相连者，必密；单见形者，必稀。

顺证不须治

——发热三日或四五日，热退，乃于颈上、口鼻、腮耳、年寿之间，或四肢先放数点，大小不一，淡红润色者佳。

——放标稀疏，起顶摸之坚硬碍手，根窠红晕，痘与肉色红白分明者佳。

——痘作二三次出，三日后手足心方才出齐，头面胸背稀少，饮食二便如常者，吉。

——初出如蚤斑红现，二日大如粟米，稀而红活，三日尖满圆如珠者佳。

险证当治

——痘初出，色贵明润而鲜也，若头焦带黑，此毒在血分，当凉血解毒为主，不急治则黑陷不救矣，凉血化毒饮主之（二百四十一）。

——痘初出形贵兼实而厚也，若色白皮薄，此毒在气分，当补气散火为主，不急治，则痒塌而死矣，固阳散火汤加白术、茯苓，去生地主之（二百四十四）。

大抵初出痘疮惟此二证而已。此时急宜治之，必待白转红活，黑转淡红，根窠明润，疮皮坚实，能食，二便如常，则起胀贯脓收靥，一路无余恙矣。

——初出痘色惨黯不明者，升麻汤（五）加酒炒芩、连、芎、归、红花、紫草。

——初出二三日，身热不退，无根窠红晕者，用当归活血散（五十八）加酒炒芩、连。

——痘出而热不退，而痘充满红活，此因外感寒邪而热也，宜和解汤（六）。若痘势不起，根窠欠红，或隐或现，或出而复没者，乃气血俱虚，不能尽发其毒而热也，可与内托散（四十三）服之。

——热未退而见标者，名曰火里苗痘，必红紫而不分地，若不急退其热，则苗必槁矣，宜清地退火汤（三十）、秦艽汤（二百五十七）。痘见标而表甚热者，急与人参羌活散（七）。若兼红紫色者，化毒汤（三十二），加酒炒芩、连、红花。

标既见，未曾服药退热，其痘红紫焦干，根窠成片，或有黑陷，急与凉血解毒汤（四十）。若兼气粗口渴引饮，宜紫草、灯心煎汤，调下大成散（二十），后才起胀贯浆，否则八九日必致痒塌而死。

——初出稠密如蚕种，形势重者，合轻其表，而凉其内，用连翘升麻汤（二十九），或化毒汤（三十二）加红花、酒炒黄芩，或解毒托里散（二百四十三）。

——初出胸前稠蜜者，急与消毒散（三十五）加山楂、紫草、酒芩。

——痘出稠密成片，或毒郁未泄，斑点隐在肌肤之中，似出不出者，用紫草透肌汤（三十一）逐之。如不急治，定变黑枯焦而死。

——痘出虽稀，其色与肉色一般，无红晕者，用保元汤（四十七）加芎、归、紫草、红花。

——初出放标渐多，随见红斑，痘干紫不起顶，摸过不碍手，身热气粗者，此热毒流于胃经，故红斑见于肌肉也，宜红花、紫草、木通、石膏、桔梗、柴胡、白芍、小甘草，灯心为使，煎磨犀角，化乌金丸（二十四）。喉痛加玄参，痘转红活不宜多服。

——初出热盛，色紫不分地者，凉血解毒汤（四十）加酒炒黄芩，兼有黑点或红斑如锦纹在皮内者，化毒汤（三十二）加酒炒黄连。喉痛加牛子、玄参，磨犀角汁服。

——痘既见点，面颊、口唇带红紫色，不润泽，身不退热，此由火毒郁结于脏腑故也。宜用防风、白芷、紫草、红花、蝉蜕、木通、小川芎、归尾，灯心为使，水煎调下，小无比散（十二）。若有红紫斑者加紫草膏（二十六），热不退者多磨犀角汁和之。

——初出有红丹，如云头突起者，用玄参升麻汤（一百五十七）加紫草、红花、黄芩。

——初出灰白，顶陷不起，或起亦软不碍手，根窠不红活，身凉而静，此虚寒证也。用人参归芪汤（五十），气滞者少加木香，兼泄泻者理中汤（六十五）。

以下二条前后通用：

——身凉，灰白色，不进饮食，寒气逆上，或呕吐，或腹胀痛，或泄清水，手足厥冷，此纯阴之证也，宜起死回生丹（六十四），或保元加芎、桂、姜、附，危急则异功散（六十一）。

——大热不退，烦渴饮水，谵语狂乱，其色红紫者，由火毒炼于内，以致神不守舍，将成黑陷焦枯，此纯阳之证也，可与退火回生散（十五），或辰砂益元散（十四）。

——痘内黑外白者，解毒汤（八十二）主之，内白外黑者，升麻汤（五）主之，大抵色紫黑者，皆加紫草、红花。

——初出自汗，丹溪曰：初出自汗，不妨盖热气熏蒸而然也。但汗出，表虚恐难收靥。可与保元汤（四十七），倍加黄芪，以实其表，有热者加炒芩、连。

——痘出完，热甚气滞，皮肉肿亮者，乃毒气在内故也。

用内托千金散（四十四）治之，失治则内攻而死。

以下八条与后起胀险证条内犯此者通用：

——初出，因夏月炎天暑气熏炙，以致烦躁发渴，而出不快者，人参白虎汤（八十八），或五苓散（九十六），加木通、干葛主之。

——初出因冬月天寒，为冷气所侵，以致肌肤粟起，而出不快者，陈氏木香散（二百三）加紫苏梗主之，或五积散（四十二）。

——初出为风寒所侵，鼻塞声重咳嗽，而出不快者，参苏饮（三）、人参败毒散主之（一百六十）。

——初出或因邪秽所触，伏陷而出不快者，十宣散（二百五三）或平和汤（二百九），外以乳香、芫荽烧之，以辟其气。

——初出大便秘结，内有实热，而出不快者，加味四圣散（二百五四）加枳壳、黄芩及快斑散（二百五五）去人参，合四顺饮（一百五）。

——初出大便利，口渴而出不快者，内虚热也，四君子汤（四十五）加肉豆蔻、黄芩、紫草。若不渴而大便利者，此内虚寒也，理中汤（六十五）、陈氏木香散（二百三）。若气实为痰所郁而不发者，防风升麻汤（二百五六）及抱龙丸（一百四十）。

——初出因劳力在前，元气虚弱，而出不快者，补中益气汤主之（四十九）。

——初出因吐泻，以致胃虚不食，而出不快者，宜理中汤主之（六十五）。

逆证不治

——发热一日而出者，凶；二日而出者，次之；一齐并出者，不治。急服紫草饮（二十七）解之，若色紫黑死无疑矣。

——热未退而见点于太阳、太阴、额角、发际及天庭方广之处，再加目红唇裂，痰鸣色白者，不治，毒参阳位故也。

——痘已出热一遍，又出一遍者，不治。

——初出密如蚕种，或如痱子无缝者，不治。

——初出全不起顶，如灯烧汤泡之状者，由气血不和，毒无由而出也，九日后决主痒而死。

——初出遍身如蚊虫咬者，不治。此乃斑毒壅于肌肤，不得透出故也。急宜清热散血快斑，犹或可生。

——初出幔顶连肉红者，八九日决，主痒塌而死。或以化毒汤（三十二）加红花、苏木、芩、连、蝉蜕，调下紫草、辰砂二饼。

——初出色白与肉一般，久不转者，不治。

——痘初出而色紫黑干枯者，不治。

——初出，顶陷中有黑点，或如针眼者，不治。

——初出即虚泛如水珠子，皮薄光润，易破而干者，不治。

——初出皮薄色光好看，而根窠全无血色，或带微红，一二日间即大如绿豆者，决不能贯浆，多成一包清水，八九日擦破即死，急宜大补气血。

——初出先于天庭，方广，太阳之处，见标一粒突起，光亮好看，少顷又即没者，此名贼标，犹贼欲陷城略地，先以奸细探之也，决死。

——痘出烦躁不宁，腰腹仍痛，口臭气粗，身出紫黑点者，死。

——初热腰痛，至报痘而大痛不止，面赤，标如蚕种，烦躁闷乱者，五六日主口唇青黑，舌上发疔而死。

——初出如血点子带紫色者，此将发斑之证也，一二日必死。药用凉血解毒，化斑清热，犹或可生。

——痘出时狂言，如见鬼神，好饮冷水，其斑先从腰眼上起者，不治。

——初出有红斑如锦纹者，玄参升麻汤（一百五十七），或犀角地黄汤（八十三）治之。不退，六七日后死。

——发青斑或黑斑如痣，或肌肉有成片青黑者，死。

——痘出时嘴唇崩裂，胃烂发斑者，不治。此系热毒攻于肺、脾二经，大宜清解推利。有脓血及紫血下者，十生一二。

——痘舌卷囊缩者，死。

——初出有赤点，如绿豆大，见于两腋、小腹数点者，不治。

——先发无名肿毒，而后出痘者，十有九死。预散其毒可也。

——初出吐泻不止，蛔虫从口鼻、大便中出，不进饮食者，死。此证大宜扶胃，参苓白术散（二百八）主之。

——初出浑身发作紫泡，刺破出黑血者，死。

——初出斜视之，面如橘皮，不分肉地者，死。

——初出如蚕壳、蛇皮者，此气至而血不随也，以芎归均气汤治之（二百四十五）。若治之，气血不相随，而痘如旧者，死。

——初出数粒，发于山根之上，此毒盛气虚，乘虚犯上也。其证多凶，宜凉血化毒饮（二百四十一）主之。

——初出口中气腥臭，勃勃出冲人者，此肺中邪火煎熬溃烂故也。急与清金汤（二百四十二）治之，如迟至七日而死矣。经曰：肺绝者七日死。此证之变，或失声，或喘，或干呕，皆其候也。

起胀三日证治

放标之后，渐渐起胀，痘疮肥胖一分，是胎毒发出一分，胖尽则毒出尽也。有不起者，或因元气本弱，不能送毒，或有杂证阻滞，不得升发，皆发热放标之时失于调摄故也。于此不急图，之后难为矣。

顺证不须治

——报痘三日之后，先出者先起，后出者后起，根窠红绽肥满光泽，面目渐肿，依期灌浆，饮食二便如常，而无他证者，不必加治。

险证当治

——疮顶肥满，而根盘不聚，色不红活者，气有余而血不足也，用补元汤（五十七），或当归活血汤（五十八）。

——顶不圆满，而上有纹路，犹未出部，根窠虽红，而皮软且薄者，血有余而气不足也，用大保元汤（四十八）以扶阳抑阴。

——灰白顶陷，下有纹路出部，根盘血散不聚者，气血俱不足也，用人参归芪汤（五十），或内托散（四十三）送下保生散（六十）。若泄，加诃子肉；若有斑，去官桂，加紫草、炒黄芩、牛蒡。失此不治，必不贯浆，九日后擦破，毒气攻内，变成腹胀，声哑气急而毙。

——痘红紫，顶陷不起，用保元汤（四十七）加川芎、紫草、红花、酒炒芩连。

——痘顶陷不起，仔细看年寿上痘起，不必忧；如年寿上亦不起，急与升天散（五十三），一服如不起，再进。

——痘当起胀，而天庭、印堂，坎离二宫不起者，急用升天贯济散（五十三）治之。

——报痘红紫色，口渴壮热谵语者，属实热也，解毒疏痘汤（八）去麻黄，加红花，小便赤涩，加木通、灯心。

——痘紫黑顶陷，或有黑痘如疔，此皆血热大盛也，用当归活血散（五十八），或化毒汤（三十二）加芎、归、木通、红花，或无价散（二十三）。

——痘半起，忽然平定而色白者，急与内托散（四十三），或补中益气汤（四十九）。

——痘出于正位，偶然变动，先红后紫、后黑者有之，此乃毒气内攻于肾，患者必烦渴气闷，呕逆恶心，可用麝香人牙散（二十一）治之。

——痘虽红鲜，反干燥而不充肥者，此火盛而血不足也，宜退火凉血轻清之剂，四物快斑汤主之（二百四十六）。

——痘充肥而带湿者，此脾中有湿而气不足也，宜泻湿补气，兼风药治之，盖风能胜湿也，四君子快斑汤主之（二百四十七）。

——痘红活充肥，以指捺之随破者，此血有余而气不足也，后必痒塌而不可救，宜大补保命汤主之（二百四十八）。

——痘起发，遇久阴雨而不能起者，平胃快斑汤主之（二百四十九）。

——起发内伤饮食，腹中饱闷，或痛以致中气郁而不起发者，宽中快斑汤主之（二百五十）。

——痘稠密，应肿不肿者，此毒郁留于内也，急服托里快斑汤（二百五十一）。

——遍身俱起，手足起不透者，脾胃虚也，补脾快斑汤主之（二百五十二）。

——头面渐肿，痘渐平塌者，危证也，所谓肉肿痘不肿是也，急用麻黄汤（四）加穿山甲三钱，汗后随证调治。

——痘不起发，不拘五陷，用独圣散（十九），或胡荽酒（二十八）。若黑陷腹胀，用猪尾膏（十七）。

——痘干克不起者，水杨汤（一百九十八）洗之，服补中益气汤（四十九）。

逆证不治

大抵痘胀一分，则毒出一分，至五六日不尽胀，又色不红活者，决无生理。

——痘头面不起胀，虽遍身皆壮者，不治。

——痘根窠全然不起，头面红肿如瓠瓜者，不治。

——痘至四日，全然不起，而根皮先肿者，凶，急用内托散（四十三）加穿山甲托出其毒。

——痘紫黑不起，干燥不润，惨黯不明者，不治。

——痘遍身紫点，如蚊蚤所吸，或发为紫泡者，俱不治。

——痘紫色，刺出黑血，如屋漏水者，不治。

——痘遍身黑陷，闷乱不宁，神气昏愦者，不治。

——灰白不起，渐成倒塌，惨黯不明，膨胀不食，气促，神昏闷乱者，不治。

——灰白顶陷，内外俱有纹路，而根窠血散不聚，更加泄泻烦渴，唇白痰鸣，不思饮食，乃气血俱亏也，不治。

——腰腹大痛者，不治。

——起胀时啼哭不已，日夜呻吟，烦躁闷乱，狂言妄语，如见鬼神者，不治。

——吐利不止，乳食不化，或二便下血者，不治。

——起胀时有六七粒，细而成块，于中有一大者，扁阔歪斜，若此者，不治。

——起胀痘如烟雾罩定者，不治。

——起胀时手足见而复隐，起而腹塌者死。此根木已掇，枝叶先萎之像也。

贯脓三日证治

脓者，血之变也。有血则有脓，无血则无脓矣。痘至贯脓，大势已成，故此时必以有脓为主。有脓则生，无脓则死，必然之理也。痘至七日，若顶陷不能贯脓者，必由先失调治故也。急看根窠，血聚无甚杂证，则大补气血，必俟浆满足方止，如斯犹可回生。若顶陷灰白，则气血俱离，无能为矣。

顺症不须治

——自初出至七日，为贯脓之时，其形圆满，光泽而有脓窠者，毒化成浆色，如绿水而渐变苍蜡，将手按之，其皮坚硬，饮食、二便如常，更无他证者，吉。

险证当治

——痘贯脓肥满，则易结痂，若起胀光泽可观，而以手摸之软而皮皱，则毒虽化而浆未满，后必不能收靥，或中间犹有未成浆者，为气血少寒而不能振故也，终当变为虚寒之证。急用七真汤（五十四）加穿山甲、糯米、乳酒，助其成浆。

——顶陷无脓，或服内托药而暂起，不久又陷者，贯脓不满故也，宜内托散（四十三），倍加参、芪、当归煎，和人乳、糯米、好酒服。

——痘色灰白，浆不满足，欲成倒塌，皮薄易破者，用淫羊补浆汤（五十五），或保元汤（四十七）加芎、归、升麻、人乳、好酒。

——痘色红紫，浆不满足，欲成干枯黑陷者，当归活血散（五十八），合解毒汤（八十二）加升麻、石膏、干葛。

——痘遍身贯脓，忽然一日变白、变红、变紫者，不可不察。变白属虚，宜内托散（四十三）；变红紫属热，宜当归活血散（五十八），合解毒汤（八十二）。

——痘起胀、贯脓俱好，至八日大便忽秘，常欲去而不去，急与归尾三钱，枳壳三钱，芝麻三钱，紫草、生地、黄芩各一钱，煎服即通，有一失治，至靥时忽然发热而死。

——痘贯脓作痛不止者有二：如气滞作痛者，保元汤（四十七）加木香、山楂；血热作痛者，凉血芍药汤（二百五八）。又古专以白芍为末，淡酒调服。

——破如成坑者，此内陷也，急用白龙散（二百六十二）敷罨其疮内，服内托散（四十三）。

——贯浓时，痘虽若起胀而中空软，此名空仓痘，极危证也。若痘中略有清水，根窠起胀，而血红活，尤有生意，急用内托散，倍加参、芪、芎、归，以人乳、好酒各半盏入药温服，此贯脓妙法也。

——贯脓时，顶平脚阔，浆不满足，治当十全大补汤

（二百五十九）加木香、干姜治之。

——贯脓时发泡如弹子大者，以保元汤（四十七）加白术、榴皮、茯苓，以利皮肤之水，发紫泡者，不治。

逆证不治

——紫黑如煤，昏惨不明，干枯成塌者，不治。

——诸痘有浆，天庭不起者，不治。

——贯脓额上如沸水浇皮易破，渐延两颊，水去而干，似靥非靥者，死。

——头面肿大，疮尽抓破，臭不可近，又足冷者，不治。

——面肿早退，疮陷无脓，目无神光者，不治。

——浆不充实，不肯结痂，而渴泄寒战者，急与大保元汤（四十八）。不食者，加乳汁。根不红者，加鸡血半匙。

——痘当贯脓，身反大热而烦渴甚者，白虎汤（八十八）加天花粉、干葛、甘草，小便不利者，四苓散（九十七）。

——头稠密，身上稀少，色淡不能起顶灌浆者，气血虚少所致，宜内托散（四十三）加桔梗、升麻、白芷。先灌头面，若四肢不灌者，前药内，减桔梗、白芷，去升麻，倍加白术、白芍，牛膝引之，盖四肢属脾，前药脾经药也。

——抓血淋漓，及痒塌斑烂者，败草散（一百七十二），内服内托散（四十三）加何首乌、牛子、蝉蜕、木香、白芷之类。痒甚者，以荆芥穗纸裹成条，燃火，指定痒痘头刺之，或以干荷叶，烧烟熏之并妙，又方以细茶、当归、黄芪烧烟熏之。

——满身无皮脓水流，沾衣席不能转动者，用秘传茶叶方（一百七十五），或败草散（一百七十二），内服内托散（四十三），去桂，加荆芥穗。

——痘痒塌不起，根窠不红者，助阳汤（六十三）加紫草。

——痘发痒，满面抓去，而面上疮痕隐然点点，有起发之势，此犹可治，急以托里发毒止痒之药，用内托散（四十三）加蝉蜕服之，亦验。

——痘抓破而出血者，此阳疮出血也，宜当归凉血汤主之（二百六十三）。

——灰白惨黯，皮薄擦破，无脓血者，不治。

——痘白如水晶，皮薄无脓，或纯是清水，九日后抓破而死。

——痘痒太甚，抓穿皮肉者，不治。

——二便不通，目闭声哑，腹中胀满，肌肉黎黑者，不治。

——疮烂无脓，吐利不止，二便下血，乳食不化者，不治。

——痘未起顶，但脚渐阔，至七八日，干燥，疮皮皱起，误认结痂收靥者，多不可救。急与助血解毒之，庶可回生。

——痘脓时，眉心、鼻准、耳轮、唇口及两颊先有焦枯黑靥者，此名倒陷，不治。

收靥三日证治痘靥自上而下者顺，从下而上者逆

痘至收靥，大势已定，亦有脓不满足，似靥而非靥者，此时再宜明辨。若七日之间，面目肿觉微退，痘虽似干而痂薄如纸，或有内证未除，此痘极险时也，不治凶变定矣。急以补血凉解之剂治之，或可转移。

顺证不须治

——痘至十日，血尽毒解，其脓渐干，如苍蜡色，或如葡

萄色，从口鼻两旁或面部收起，至胸腹而下，然后额上与脚背一齐结靥，逐渐剥落，内证全无，身渐轻快，饮食、二便如常者，吉。或手足心，或手指尖，或阴上先收者，俱吉。

——人中者，任督二脉交会之衢①也。凡痘自初出，至收靥，俱要在此部位，先见者佳，谓阴阳和畅也。

——痘收靥，自人中平分上下，发际以上阳中之阳也，谓之孤阳，足膝以下，阴中之阴也，谓之孤阴。孤阳寡阴，所以痘疮之收，至此二处，每迟留而后靥也，不必施治。

——痘既苍蜡色，而身有微热者，乃烧盘之证，亦不必治。

——痘鼻梁上先焦者，任凶，不死。

险证当治

——痘当靥而流浆不已者，因表过则斑烂流水，或饮水多，则漂荡流水，俱服保元汤（四十七）加防风、白芷、白术，或除湿汤（二百六十），外以败草散敷之（一百七十二）。

——痘当靥不靥，而脓贯充足者，服回浆散（一百五十一），或象牙散（一百五十二）。

——痘有靥至颈，或至腰，而下身数日不靥者，此乃热毒太盛，不能收靥故也，治当有热则清之。若小便不利者，四苓散加芩、连、滑石、木通。大便秘结者，当归解毒汤（二百六十四），利之。

——痘当靥不靥，忽然变动，灰白顶陷，吐泻腹胀，寒战咬牙者，急与内助丹（六十二）。若痒塌气促足冷者，加附子。有水泡者，多加白术，行出恶水，而脓自干矣。

——血尽浆足，湿润不敛者，内虚也，用保元汤（四十七）

---

① 衢（qú）：大路，四通八达的道路。

加芩、术，以助收敛结靥。

——痘当靥不靥，发热谵语，目闭大喘，手足大乱，小便不利者，此热毒乘于肺经，无阴气以收之然也，急用清金导赤饮（二百六十一）主之。

——浆未稠浓，顶未饱满，面肿忽退，目闭忽开，疮脚散阔，色白皮皱干燥，似靥非靥，此因津液枯竭，气血虚少，内证未除之故，此症之极险者也。急用四君子（四十五）加麦门、牛蒡、荆芥、连翘、桔梗救之，迟则不及矣。今人每见此证，认作回头结痂，谓为无事，致成不救者，多矣。

——脓后不能结痂，反成腐烂，和皮脱去者，此倒靥也，系中气不足，急用保元汤（四十七）加当归、牛子、连翘、薄桂、木香治之。其头面疮已破者，复加肿灌手足、遍身，原无疮处又复出一层，谓之补空。若治之，头面不肿，空处不补，不旋踵而告变矣。

——过期不靥，浑身溃烂，以致粘衣席者，以白龙散（二百六十二）、败草散（一百七十二）贴衬佳。

——收靥时，忽泄脓血痂皮者，此亦倒靥之证，乃脾强肾弱，顺利尽自愈，不可施治；如利下水谷不分者，此肾强脾弱也，急用陈氏木香散（二百三）送下豆蔻丸（八十一）。

——痘因冬严寒，被寒气郁遏，而不能靥者，以桂枝解毒汤（二百六十五）治之。

——痘因夏炎暑，热气熏蒸，而不能靥者，以甘露解毒汤微利之（二百六十六）。

——遍身俱收，惟头与足不收者，此阴阳不和故也，以四物汤（五十六）去地黄，加牛膝、升麻、牛蒡、红花、荆芥之类。

——多服热药，以致热毒猖狂，痘烂不靥者，服小柴胡汤（九十四），合回浆散（一百五十一），或天水散，或猪尾膏（十七），外以黄连、轻粉为末，柏油调敷，或用猪胆汁研芒硝如膏，涂之。

古人用猪尾膏获效神速者，盖以蕴热毒气并于心脏，故热毒内外贯注，而疮不结痂，用此方者，以血归心，引龙脑以凉之而行营卫。况营卫遇香则行，遇臭则止也。

——痘收靥时，有臭气带腥者佳；全无气息者，尚有余毒未发也；若臭气如烂肉，不可近，虽似结痂，未可为真，急与清热活血之剂服之，缓则无济矣。

——疮有臭烂，深坑不收口者，用生肌散（一百七十三）、绵茧散（一百七十四）敷之。

——疮欲收，而唇口干紫，连结渣滓颊红者，将成肺痈也，宜解毒汤（八十二）加麦门冬、知母、百合，甚则大连翘饮（一百六十五）。

——爬破去皮，而犹有血水者，可治，急与保元加归、芍。

——脓汁不干，而能食者，时与葡萄食之为其能利小便也。

——痘脸上未收，而耳先收者，耳冷用枸杞、故纸、知母、当归、川芎、白芍、山楂、陈皮、白术、甘草，姜水煎服，耳热用芩、芎、归、白芍、木通、厚朴，甘草水煎。

——凡痘系危证，气血本虚，多服补剂。而渐有脓色将收靥者，虽有热者，凡当与补剂中加凉药，可也。若谓将靥，去补剂，而竟与凉药，更用下利药，令其速靥，是令其速毙也。盖虚者复虚，毒返内攻而死，此必然之理也，又已然之验也。

逆证不治

——痘当靥，遍身未见青脓黄色之浆，而口唇上下痘先黄熟者，毒气内攻于脾也，不治。

——痘皆未靥，口唇先腐烂，及唇白到舌者，皆不治。

——痘至收靥，不吃饮食，口唇常如食物而动不止者，不治。

——面部胸腹未靥，而脚先靥者，不治。盖阴胜于阳也。

——遍身臭烂如饼搭不可近，目中无神者，不治。急用内托散（四十三）加白术、茯苓，以补气血，托毒收敛。

——遍身发痒，抓破不见脓水，皮卷如豆壳干者，不治。

——将靥，寒战手足摇动，咬牙噤口者，不治。

——痘不收靥，痰壅喘急声哑，目闭无神者，不治。

——目闭腹胀，足冷过膝者，不治。

——遍身收靥，内遗数粒不靥，尚能杀人，犹蛇蜕皮而一节被伤蜕不全者，终死。凡靥至项下，或至胸住定，而服药不效者，皆死。

落痂证治及靥后余证

痘疮灌浆满足，干靥结痂，依期脱落，固为吉矣。然有应落不落，以至绵延日久，或落而不齐者，此时尤当明辨而治之。且痘后血气已损，虚火易炽，不可因循失治，致生他变也。又曰：痘后余毒尚在，用药宜以清凉，如虚寒泄泻之外，不宜温补。但证多端，不能尽录，其余依后各条治之。

顺证不须治

——痘疮收后，痂厚落迟，离肉不粘者，吉。

——痂落瘢带红色，而不凹凸，更无他证，饮食、二便如常者，吉。

——自食痘痂，虽有他证，不死。

险证当治

——痘已结痂，而不焦落者，余热为害也，大连翘饮（一百六十五）去紫草，加地骨皮。

——遍身已焦落，而头面不落者，毒聚于阳会也，大连翘饮（一百六十五）去紫草，加白芷，外髑骨散（二百八十六）涂之。

——痘痂至半月或一月，粘肉不落，或发痒者，此因表发太过，致肌肉不密，无力收敛故也，宜人参固肌汤治之（二百六十七）。

——发痒，剥去痂皮，或血出，或血不出，仍复灌浆，如疮疥者，此血热气虚也，宜八物汤（二百六十八）加红花、紫草、牛蒡子治之。

——痂不落，反见昏迷沉睡，不省人事者，此脾胃虚甚也，宜人参清神汤主之（二百六十七）。

——结痂干硬，深入肌肉，不能脱落者，即以韶粉散（一百七十六），或真酥润之，或蜜水涂之，俱可使之脱去。若迟延日久，则深陷而成瘢痕矣。或成瘢痕者，宜用乳汁或用蜜水调蜜陀僧末涂之，及鹰粪白散（二百七十）、马齿苋散（二百七十一）、蒺藜散（二百七十二），选而用之。

——痂虽干好，但半边掀起，半边粘着，不能脱落者，此过用辛热之药，留热在肌表也。宜升麻葛根汤（五）加防风、荆芥、蝉蜕、连翘，以去肌表之热，即落矣。

——靥后瘢红紫者，乃血热毒盛也，当与凉血解毒。

——靥后瘢白者，血不足也，不治，虽过四十日还死。此痘因浆水淡，故痂瘢白，若浆充实，必无此证。急用保元汤（四十七）合四物汤（五十六），加白术、陈皮、红花、老米。

——痘瘢淡白者，四物汤（五十六）加红花。有表热者，合升麻汤（五）；有里热者，合解毒汤（八十三）。

——靥后身热不退，或寒热往来，用小柴胡汤（九十四），虚则补中益气汤（四十九），俱加黄芩。

——靥后唇干口渴，热甚不解者，大连翘饮（一百六十五）主之。

——痘痂而唇不盖齿者，急用败毒凉血散（一百六十二）加玄参，失治定变走马牙疳而毙。

——痂后措喉谵语，急用独活消痰饮（一百二十三）治之。

——靥后虚弱坐立，战摇而二便俱调者，八物汤（二百六十八）加黄芩、知母、麦门冬。

——靥后泄泻，身热而渴者，白虎汤合四苓散（九十七）；身凉不渴者，五苓散（九十六），甚则理中汤（六十五）。

——痘痂起而倍能饮食者，内热也，再加二便秘涩，面赤喘满者，四顺饮（一百五）下之，恐胃热不去，则成痈肿。

——靥后虚烦不眠者，竹叶石膏汤（八十九）；烦渴谵语者，辰砂益元散（十四）。

痘后口噤僵直，腹痛绕脐，冷汗如雨，痛定汗止，而脉弦紧者，因瘢受风寒也。宜散风养血，用钩藤汤（一百三十六）加红花、木香、川芎、芍药、当归、甘草、白术、青皮、官桂、生姜。

——疮虽愈而毒未散，痂虽落而瘢犹黯，或凹或凸，以乳香韶粉散（一百七十六）涂之。

——靥后遍身肢节上有疳蚀疮者，盖因气血虚弱，或被风寒相抟于腠理，使津液涩滞而然也，宜以绵茧散（一百二十四）治之，有热者解之。

——靥后痂落，肌肉尚嫩□见风早，遂成瘢癣，有浓汁出者，烧牛粪灰敷之，□痂不落，扪掐抓搔，致成痘风，疮者宜消毒饮（一百六十一）加苦参、当归，外用金华散（一百六十九），或乳香韶粉散（一百七十六），遗毒生疮不已者，活血当归汤（一百六十二），宜灸风池、曲池、三里诸穴，则永不发。

——痘后遍身青紫，瘛疭、口噤、痰响者，由气血虚弱，以受不正之气也，用蝉蜕一钱，以姜汁、薄荷汁入酒一盏调服，得汗即愈。

——靥后手足忽然拘挛，不能伸屈转运者，此由血少不能养筋，或因风、寒、湿三气使之然耳，不可轻用发散，反耗其血，只补脾养血，此秘法也。以当归桂枝汤治之（二百七十三）。

——靥后赤火丹留，此恶候也。从头上起者，过心即死，从足下起者，过心肾即死，内服玄参化毒汤（二百七十四），外用蜞针法（二百七十五）以断之。

——痘后牙龈生疮，时时出血，谓之牙宣，呼吸息谓之息露，此走马疳也。由热在阳明，急用蚕退散（二百七十六）敷之。如唇肿面浮，穿鼻破颊，溃喉腐肉，饮食不下者，不治。

——唇口生疮破烂，上唇有疮，虫食其脏，名曰狐，下唇有疮，虫其肛，名曰惑，由热在里，虫无所食，不肯吐出，内食脏腑及肛，而外见唇口也。其人好睡，默默不欲食，其声哑嗄，谓之狐惑证，黄连除蠱丸主之（二百七十七）。如唇落鼻崩，牙落尖声者，不治。

——舌生疮赤者，名曰赤口疮，此热在心、脾二经也。白者名曰白口疮，又为鹅口疮，此热在心、肺二经也。赤者用阴阳散（二百七十八），白者用朱矾散（二百七十九），通以洗心散主之（二百八十）。

——痘后发瘾者，皮肤间隐隐起成疙瘩，此由毒气未得发尽，藏于皮肤，或瘙痒，因爬而成者，或因受风，风火相持而成者，此吉兆也。欲发泄，无使停留以变他疾。如发太甚不已者，内服防风葛根汤（二百八十一），外用蚬子水洗之（二百八十二）。如无，以天水散拂拭之。

——痘后痈毒发于手足委中、曲池而不散者，乃气血凝滞于弯曲也，宜以十三味败毒散治之（二百八十三）。

——痘后两目不开，恶见明者，谓之羞明，惟向暗处敢开也。凉肝明目散主之（二百八十四）。若暗中亦不敢开者，此即防目中有疮，以望月砂散治之（二百八十五）。

——靥后忌食五辛，恐热毒熏于肝膈，眼生翳障。

逆症不治 痘后不善调摄，有过一月而死者，有过二三月而死者，切不可以疮痂既落而忽也。

——痂虽落，而瘢雪白，略无血色者，气血尽也。过后多死，如无杂症，急用大补汤（二百二）以补气血，养脾胃。

——痂后发惊，心气已绝，神无所依，不治。

——痂后目睛翻白，无魂□智不省人事者，死。

——靥时寒战手足颤掉，咬牙噤口者，决死。目闭腹胀，足冷过膝者，死。

——靥后牙龈臭烂，不可近者，此胃烂也，不治。

痘中杂症

痘证发，则热气动，而杂证郁于内者，亦与之俱发矣。痘证有定限，杂证无常期。故《心鉴》曰：治杂证一寸，则痘证落后一丈。此诚有见之言也。但杂证不去，则痘证亦为其所害。医者知其本末轻重，以为治之缓急，斯得之矣。盖痘证重而杂证轻，则杂证之药加于痘证药内，是缓则治其本也；杂证重者，先逐杂证，而后调其痘证，是急则治其标也。

诸证总要

头疼只有头疼，轻，**目闭**初起不治，八九日无事，十三四日凶，**咳嗽**无事，**气急**初热凶，八九日无事，**声哑**初起不治，七八日可治，或哭泣声哑，色如锡者生，暗者死，痂落后凶，兼喘急始终不治，如伤风声哑者不治，**喉痛**初起难治，八九日可治，痂后凶，**乱语**初起重，痂落后凶，**心胸痛**不治，**肚疼**初热无事，痂落后凶，**腰痛**初起及痘中凶，十四日后无事，**十指冷**不治，**手足痛**初起凶，八九日无事，**手心疼**用一勺散，**手摇**不治，**足摇**不治，足冷过膝者不治，**眼出血**不治，**耳出血**不治，**鼻衄**无事，**口吐血**鲜血可治，黑血不治，**尿血**不治，**大便血**可治，**吐黄水**肚不疼无事，肚痛凶，**吐清水**无事，**吐脓痰**无事，**吐臭痰**不治，**措喉**初热凶，贯脓时不妨，**蛔虫**初起吐一二条无事，多则凶，十三四日吐出即死，便出多者凶，**寒战**初起不治，七八日后不治，**咬牙**初起不治，起胀时凶，七八日后可治，**泄白粪**寒也，理中汤，**泄红粪**热也，可治，**泄青粪**寒也，理中汤，**泄黑粪**不治，脏腑坏也。

痘痂口渴烦躁者凶。痘痂不食者凶。

发热附痘后潮热。东园曰：身热不退，毒气太盛故也，始终用升麻汤加石膏、黄芩。

夫痘之毒，非热能发痘之出，非热不能损。故发热之初，必为之表散；见标之后，必为之清解，大小便秘则利之。钱氏曰：热甚当利大小便，热小当解毒，若骤用补剂，则毒气壅塞，热终不退，而紫黑陷伏，痒渴咽哑，风搐牙疳之证不可免矣。智者可不调之于预哉！

初热证见前

标后热未退，清地退火汤（三十）；起胀热而无浆者，鼠粘子汤（三十九）；热甚经日不退者，加味升麻汤（二百八十八）、如圣汤（三十六）或柴胡麦门冬汤（九十三）；气血虚而作潮热者，补中益气汤（四十九）加山楂、牛子，或保元汤（四十七）加地骨皮、黄芩。

痘后潮热，痘后犹产后，气血大虚也。火从虚发，故午后脸赤发热，宜保元汤（四十七）合四物汤（五十六），加麦门冬、柴胡、黄芩。

寒热

夫火动，则热火郁则寒□痘毒欲发不出，故或往或来，有如此耳。然痘未出而发者，气血与毒火相攻也。已出之后发者，毒盛则为邪胜，毒轻则为虚极。发于结痂之后，则为余毒，皆表里俱见之证也，治法始终用柴胡汤（九十四）加知母、石膏，大便秘则大柴胡汤（一百八）下之。

寒热作于七八日之间，恐有坐陷之患，须多服内托散（四十三）。又有七日前后而独热者，则为痘蒸，气血与毒俱盛也。或十四日后而独热者，亦为余毒，易治。若七日前后而独寒者，为气血损而毒火内郁也，难治，须急与保元汤（四十七）加芎、桂、姜、附、木香，或与内助丹（六十二），死生之际不可执一也。

厥冷

热毒之气郁遏于内，元气亦不得行，以至表上无阳而厥冷也，宜以保元汤（四十七）加桂枝、生姜、川芎、当归，或理中汤（六十五）。

夹斑附丹

斑者，血之余，有色点，而无头粒，随出随没者也。丹则成片，赤如云头而突，皆血太过而气不及，营卫失护，致血任三焦浮游之火散漫于皮肤之间耳。宜以轻剂散其火邪，兼活血解毒之药治之，并用玄参升麻汤（一百五十七）加石膏、黄芩、荆芥、芍药、芎、归，或升麻汤（五）加紫草、蝉蜕，多磨犀角汁化下，乌金丸（二十四）。又或结痂之后而发者，余热煎熬肉分，其斑必烂，宜解毒汤（八十二）加归、芍、黄芩、石膏，甚则大连翘饮（一百六十五）烂处以生肌散（一百七十三）敷之无不瘳矣。至若青黑紫斑，乃毒气不能发泄之故，死生一反掌间耳。急与四顺清凉饮（一百五）利之。其斑既退，即以四君子汤（四十五）加黄芪、姜、枣煎服。如不止，再加肉豆蔻，须要预煎药，斑退血附即服，庶可免其内陷也。大抵斑在发热、放标、起胀，多用表散；在贯脓、收靥时，多用解利。遍身通红者，治同。

发斑有二阳毒，发斑者壮热渴燥，两目如火，脉洪有力，其色红赤者，胃热也，紫黑者，胃烂也。一则下之早，故热乘虚入胃，一则下之晚，故胃热不得泄，皆内外挟热而发斑也，当服玄参升麻、白虎等汤。阴证发斑者，身无大热，手足指甲俱青，脉沉细而急，其色微红。此无根失守之火聚于胃，独熏肺传于皮肤而为斑。若妄投以凉剂，则误矣，当与升麻鳖甲汤（一百五十九）调中温胃，其火自下，而斑自退矣。

夹疹即麻也

痘毒出于脏，疹毒出于腑。脏属阴，阴主血，故痘有形而有汁；腑属阳，阳主气，故疹有形而无汁。此皆中于有生之淫火，本非寻常并发者，惟痘出之时，或风寒闭寒腠理，热气击动腑毒，故并出耳。此亦不顺之证也。但脏乃积受之地，故其受毒为最深；腑乃传送之所，故其受毒为差浅。是以疹之发轻而易解，先服升麻葛根汤（五），不解则犀角地黄汤（八十三）主之。惟内既清凉，则疹随内解而愈矣。

钱氏曰：痘疮只出一般者，善。凡痘已见形，其间碎密若疮子者，此挟疹也，此由火毒熏灼于中，故使疹挟出于外也，急宜解毒，使疹子消散，痘得单成可也，宜荆防解毒汤主之（二百八十九）。若服此疹不退者，凶之兆也。挟斑治同。

肤疹者，热毒之气发越而然也。暴出之时，点如麻状，但色鲜赤成片耳，用败毒散（一）。毒散随没，越数日出痘则反稀矣。

刘宗厚曰：隐疹多属脾隐，隐在皮肤之间，故名之也。发则多痒，或麻木不仁者，是兼痰兼湿之殊也。色红者兼火化也，用解毒防风汤（一百六十四）。若内伤外感而发者，用调中汤（六十七）。

夹痧<small>痧与肤疹，蔡氏谓皆麻之异名也</small>

痧之形，如粟一般尖圆而硬，中含清水，夹痘而出者，亦热毒之所发也，用四苓散（九十七）加防风、黄芩，分利阴阳，而砂自没矣。

夹凡疮

痘夹凡疮而出，则血气为疮所夺，痘多不能起发成浆，须连服内托散（四十三），庶无坐陷之患也。

发泡

痘疮发热之初，一身之火皆动。故肺火发而皮毛受伤，则并其肤间之津液，遂发而为泡矣。白而空者，气之虚；白而有清水者，气之实；泡红紫者，血之热。皆内毒未出而贼邪先为之病也。宜内托之药以行血气，则正痘自出，用补中益气汤加川芎、酒炒白芍、木通、车前、茯苓，利水敛泡可也。若泡大甚，则毒散漫无定，虚荡无浆，破塌如汤泼样，更兼壮热不食，亦难疗矣。如贯脓将收时，有泡大者，无分红白，皆多痘相并而成者，不足为虑，或利亦可。

又曰：痘疮发紫，血泡、白泡者，皆肺热也。盖皮毛者，肺之合也。热毒在肺金，传于皮肤之间，故泡从而发也。紫泡、血泡宜加味清肺饮（二百九十三）加当归、生地、葱、姜煎服。热甚者加酒炒芩、连。白泡亦清肺饮或升麻汤，加生地、黄芩，即解里虚，加四君子汤（四十五）合服。

干枯黑陷紫陷血陷 干黑之陷，热邪着滞，有余之证也，犹为可治

痘色初见深红者，必变紫，紫必变黑，紫黑必至于干枯，皆血热干滞，而气不能运行一定之理。固如此也，治之须以凉血退热为主，看其微甚，或利大便，或利小便，或为解散。顶虽平陷，不可以气虚例之，而用参、芪补剂。盖补气则热愈甚，而血愈涸也。宜以丝瓜化毒汤（二百九十）加当归、红花、连翘、牛蒡，更以麻黄解毒汤（二百九十一）发散其毒，或以紫草汤化下小灵丹（二百九十二），或灯心汤化下大灵丹（十）。有黑钉者，以针挑破，去其毒血，兼用扶脾实土之药。古方有烧人屎者，有用四圣散者，有用人牙散、独圣散者，有用鸡冠血和酒灌之者，有用胡荽酒涂其齐遍身，并衣服蒸之者，有用壁间喜蜘蛛如豆大者研烂，入雄黄，每岁一厘，同研，均酒调服者，清心火，黄连、犀角之类者，皆可选而用之。如宣风散、百祥丸、牛李膏，内有大戟、牵牛等峻利之药，有元气者尚能亏损，况痘后之子有不耗伤者乎？用者慎之。

又曰：痘疮黑陷，大小便不通，胀满喘急，热甚谵语者，以三一承气汤（三百二十）合凉膈散（一百四），服之立效。

白陷灰陷 灰白之陷，不足之证也，多难救治

痘色白者，必变为灰惨，灰惨者，必至于平伏倒塌，此虽气虚，而血不华色，血亦虚也。故补气亦宜补血，血活气行，则白色可变为红，庶亦可救矣。若单用补气之药，则气燥血虚，必致发痒抓破，灰惨平伏倒塌，为不治之症矣，治宜补中益气汤（四十九）合四物汤（五十六）。有内热者，加解毒药，或利小便，白陷抓破，皮薄干燥而极痒者，皆由失于补血，以致气盛则燥然也，慎之。

倒陷

痘既圆晕，而复陷者，内外俱虚之象也。此必浆行之后，或因泄泻而气陷，故毒即随气血而反陷耳。如根窠血犹归、附，急以保元汤（四十七）加苓、术、肉豆蔻治之。渴则参苓白术散（九十二）。苟血已散去，则必挟毒内攻，其可救乎？

倒靥

痘疮初见一二日细小，四五日渐大，才见顶陷，至六七日，脚渐阔，顶愈平陷，其色金白，形如豆壳者，名曰倒靥。急宜服人参归芪汤（五十），去桂，加白芍、连翘、白芷、香附。有泄泻者，止之；便秘者，通之。又有为秽气所触，而倒靥者，加味四圣散（三十八）。若感冒风寒者，用人参羌活散（七），或独味麻黄汤，或服白花蛇散（一百四十八），即时转红而无

恙矣。

内溃 此证必发于七日之前

《心鉴》曰：内溃者，胃烂也。盖因风寒所中，腠理固密，阴阳二分，壅塞不通，其毒内攻，而脏腑之间毒火炮炽，则溃而成脓，口舌皆白，是其验也。如此克害生灵，何其惨毒！识者于痘未出之时，或有风寒阻隔，气粗热甚，身必战动，肚腹急痛。谨防此患，以败毒散（一）或升麻葛根汤（五），逐散寒邪，开泄腠理，纵毒而出，岂有是证也哉？

头温足冷

头乃诸阳之会，因毒气上蒸，故温也。足之六经属水、土、木 足三阳者，太阳膀胱水，阳明胃经土，少阳胆经木；足三阴者，太阴脾经土，少阴肾经水，厥阴肝经木，盖水寒则冰，土寒则圻[①]，木寒则枝叶枯落，足冷者阳气绝也。故曰：足冷过膝者不治。然又有火郁于上而足寒者，清上则火降，而足自温矣，不可泥于前说，而不治也。

又曰：痘疮遍身皆热，独耳骫二处宜凉。所以疮疹之证，头宜凉，手足宜温。如手足宜温而反冷者，此脾胃虚弱也。盖四肢者，脾胃主之，可用补中益气汤（四十九）去升麻、柴胡，加官桂，甚者加附子以治之。如服此汤，手足暖者吉，厥冷不退者死。

---

① 圻（yín）：古同"垠"，边际。

痒塌

痘疮痒塌，今人总归之气血虚寒。殊不知亦有气盛血热而痒者，须从形色及他证辨之。如疮色淡白，精神虚怯，小便利，大便频，至夜痒甚者，此气血兼脾俱虚也，参芪内托散（二百九十四）及四君子汤（四十五），加黄芪、肉豆蔻、官桂、白芷、蝉蜕主之，甚则陈氏木香散佐之（二百三）；如疮色红紫，烦躁，大小便不利，渴欲饮汤水，甚至抓破血流者，此气虚血热毒盛，血行气分，血味咸腌，螯皮肉而痒也，四物（五十六）加参、芪用皮，连翘、蝉蜕、白芷、甘草，及三味消毒饮（三十五）加紫草、连翘主之；血流者败草散（一百七十二），荞麦面炒黄土掺之，甚者以蜜水调滑石末润之；又遍身痒甚抓破者，不问前后，皆服蝉花散（一百五十），外以乳香或败荷叶、茵陈烧烟熏之；若秽气冲触作痒抓破者，宜服内托散（四十三），外以辟秽散熏之。然发痒精神清爽，自知其误，或言其痒欲人抚摸者，吉；若闷乱不宁，摇头扭项，手足舞，乱言不听，禁不止者，凶也。

群玉曰：痘疮发痒，如能食而大便坚结者，此邪气内实正气外虚也，加味四圣解毒汤（二百九十五）治之，外用升麻、苍术、麻黄、槐柳、桑皮煎汤，承热拭之。如泄泻者，此正气内虚，邪气外实也，调元托里汤治之（二百九十六），外用干山茵陈、白艾二味，练为末子，燃火熏之。如用上二法，而痒即止者吉，痒不止而反甚者，凶也。

《心书》曰：痘疮作痒者，火邪传于肌肤之间，不能即出，或血方流行而为风寒外束，故郁滞而作痒，与伤寒汗不出而作痒相同。法以荆芥穗束之，以纸而刺痒痘之顶，以散郁邪，其痒即止，验之如神。内服消风火化毒汤以解之（二百九十七）。

以上痒证，痘疮恶候也。诸家治法甚验，故悉陈以备参用。

痛

痘出而痛者，治各不同。初出时痛者，发未尽也，宜和解之；既出稠密而痛者，毒盛血瘀也，犀角消毒丸（二百九十八）、四物汤（五十六）加连翘、牛子、牡丹皮、荆芥、防风、红花主之；若头痛发热，恶寒咳嗽者，感冒也，参苏饮主之（三）；热气上攻，痰壅头痛者，二陈汤（一百一十八）加石膏、黄芩、山栀、荆芥、薄荷主之；身背痛者，血气凝也，羌活当归汤（二百九十九）、或桃仁承气汤主之（三百）；或感冒作痛者，升麻葛根汤（五）加山楂、蝉蜕、羌活主之；收靥时痛甚，治之不愈者，凶。又曰：六日以前多用发散，六日以后多用活血，因干滞而痛者水杨汤浴之。

腰痛

腰主于肾，而人以腰为屈伸，乃一身大关节也。血气流通则平，气滞血凝则痛，肾实则壮，肾虚则难屈伸，故此证乃痘之切患也。初热痛者，以热麻油按痛处，揉之可住，服败毒散（一）加大黄，或用桃仁承气汤（三百）下之；兼上体病者汗之，亦可羌活当归汤（一百一十五）、如神汤（一百一十六），皆治腰痛之良剂也；若肾虚而痛者，用保元汤（四十七）加杜仲、黄柏、知母、龟板、枸杞、五味；痘后治之不愈者，凶；

若兼胸高足冷，则肾败毒深，必不可治。<small>或初有腰痛，服药而止者，后用补剂，内多加枸杞。</small>

腹痛

痘疮腹痛者，由毒气滞于肠胃，当随证调治。如痛而面青，手足冷，此脾胃虚寒，宜益黄散（七十六）、理中汤（六十五）；痛而面赤作渴，手足热，此脾胃实热，当妙应丸（三百一）、保和丸（三百二）；伤食而痛，不思乳食者，平胃散（三百三）加山楂、神曲；出不快而痛，烦躁啼叫者，芍药防风汤（三百四）；大便秘结而痛者，大黄化毒汤（三百五）；里寒下利，肠鸣而痛者，理中汤（六十五）；误食生冷而痛者，理中汤（六十五）加陈皮、砂仁；感冒风寒，身体战动而痛者，升麻葛根汤（五）；腹痛发厥而痘不出者，蝉蜕去羽足，为末，每服一钱，白汤下，痛住则痘自出；腹痛热毒在胃，时欲呕吐者，黄连汤（七十五）；虚痛不止，桂枝芍药汤（七十四）。脐以上痛属太阴，当脐痛属少阴，小腹痛属厥阴，皆毒气郁遏之故，当平胃散（三百三）加升发解利，并利小便之药，则毒上下分消，其痛自止矣。若气粗身发战动而痛，口臭，唇舌白苔者，此为风寒阻隔阴阳，壅塞不通，毒攻脏腑，已成内溃，胃烂成脓，至恶之候也。

腹胀

腹胀者，毒气聚于肠胃，不能发出，或少发外而反内入也，甚者气喘发厥，疮无血色，或变紫黑，多致不救。治法：当升发解利，使毒气分消，则胀自愈。故曰：痛随利减，胀以利消。大便秘，脾热生胀者，枳壳散（一百三）；小便赤，胃热生胀者，四圣散（三十七）；亦有乳食停滞，而腹胀者，当于升发药中加消导之剂；若热毒为冷所畜，不能发泄，以致腹中虚鸣，二便自利，脉微，手足冷，而饮食不进者，宜理中汤（六十五）；以致毒气倒陷，而令人腹胀者，则异功散（六十一）主之；苟自闭神昏，口气臭盛，则血气已离治，之亦无益矣。

面目预肿

痘出三四日之间，面目先肿光亮者，因血有不足，虚阳动作，其气妄行肉分也。一有此证，则毒不能尽发，七日后气退毒陷，不可为矣。故曰：难疗面肿痘不肿。急须大补气血，升发痘毒，犹或可生。

目睛露白

人之一身必元气固，则精血为之凝聚，而瞻视为之有常。若元气虚损，则卫气受亏，是以督脉缩促，致睛上吊而露白也。若谓之风，则谬矣。遇此证而无他证者，可以保元汤（四七）加陈黄米主之。无魂失智，不省人事者，不治。虽无他证，而或见于七日之前，则毒尚未解，而气血已离，必不可治之证也。

口舌 附疳疮。痘出唇裂，急用雄黄、朱砂为末，以胭脂汁调搽，即时结靥，落之其痘起脓

唇口与五内相通，故热毒之发口舌，必先受伤毒盛，则

唇口与舌或紫、或白、或黑，舌或肿大，此皆实热之证也，用加味犀角汤（八十四），或解毒汤（八十二）加牛子、石膏、生地、木通、荆芥，或凉膈散（一百四），以玉锁匙（一百三十一）点之。若气粗热盛，舌白至唇湿处者，则胃烂矣，乃不治之证也。

口舌生疮者，以吹口丹（一百三十二）吹入即愈，或赴筵散（一百三十三）亦可。间有毒攻牙根腐烂成疮者，此证杀人甚速，急服甘露饮（一百三十），先以韭菜根、老茶叶浓煎水，用翎毛刷去腐肉，洗见鲜血，乃以搽牙散（一百三十五）敷之，日三次。或牙疳方（一百三十四）亦可治。若烂至喉中者，用小竹管将药吹入，虽遍口牙齿烂落，口唇穿破者，敷药皆愈，或用灵枣散尤效，但鼻梁发红点者不治。又有黄白脓水者方可治。若色如干酱，其肉臭烂，一日烂一分，二日烂一寸者，名曰走马疳，世无可治之理。

咽喉

喉之在人，司呼吸，主升降，乃一身之橐籥也。毒气不能发舒，遂至冲逆于此。或卒然肿痛，水浆难入，言语不通，死生顷刻，诚可惊骇，首尾俱用利咽解毒汤（一百二十八）。又或燥，或破，或咽呛，或流涎，其证多端，治以退火为急，用甘桔汤（一百二十七）合解毒汤（八十二），加麦门冬、牛蒡子、玄参、杏仁、荆芥，或甘桔汤（一百二十七）加玄参，调小无比散（十二）解之，又如圣散（三十六）加薄荷、枳壳。肿大者以玉锁匙（一百三十一），或一圣散（三百六）点之。咽干或大便秘者，四顺饮（一百五）下之。若身凉无热而喉痛者，由毒气郁结故也，甘桔汤（一百二十七）调大成散（二十）以开之。东园曰：凡喉病，最宜下利，此乃外症之最危者，苟非急清其热毒，乌能活人于须臾哉？

咳嗽痰喘

痘证或外感寒邪，则热毒壅遏而不得发散。故痰塞肺窍，而为咳嗽之证。治法：不过散邪、清气、利痰而已，参苏饮（三）主之，甚则麻黄汤（四）加麦门冬、石膏、前胡、杏仁、桔梗、瓜蒌。至于痰喘气促，而气厥者，气为火毒所郁也，前后通用五味子汤（一百二十二），有汗者葛根黄芩汤（一百二十一），大便秘实者前胡枳壳汤（一百二）。若头温足冷，腹胀脉微，身凉渴泻，虚喘无痰，证其危矣。盖痘证赖气以逐其毒，而此证乃肺气不清，痘之深忌也，医者其可忽诸。

痰涎

人身之津液，所以滋生精血者也。毒气闭塞，而有碍于津液，津液不能流通，故作痰涎。正气被塞于胸膈，故为喘、为嗽，而喉中作声也，治以二陈汤（一百一十八）加前胡、枳壳、桔梗、瓜蒌、石膏、杏仁、麦门冬、黄芩、牛子。

失音

心之气举击于肺，而为音，肺清则音清，肺热则音哑，此必气喉有痘，热毒闭塞肺窍而然也。然须分顺逆为治。如七日之后失音者，乃内疮先熟，而先靥，则咽喉渐宽，毒气渐消，声音自亮，为顺证也；若七日之前失音者，此毒气熏蒸，失于调解，致肺窍不通，闭塞管籥，毒无从泄，内疮糜烂，舌龈成坑，咽门腐坏，驯至呼吸俱废，为不治之证矣。或有内本无疮，因食辛热之物，或多服热药所致者，急用甘桔汤（一百二十七），射干牛蒡汤（三百七），加玄参、连翘、犀角治之；或能言声不清者，此火乘于肺也，泻白散（三百四十三）加天花、桔梗、石膏、片芩、茯苓、麦门、陈皮、山栀治之；或感风寒闭塞，而声不清者，参苏饮（三）加桑白、杏仁、石膏治之。以上俱药效者吉，不效者凶矣。

水呛

喉之窍，若管籥，然痘之初出，细小不觉，及肌表之痘成浆，则内痘亦成浆，而其毒壅于会厌门。然是门乃饮食所进之处，故饮汤水不易进，纳则溢入气喉而发呛也。若谷食有渣，自能咽下，非如水溢以犯气道矣。七日后见者，不药而愈，何也？外痘靥而内自痊也。若七日前见，则为逆证，由热毒壅塞，不能尽行肌表故耳，治用甘桔梗汤（一百二十七）合解毒汤（八十二），加牛子、玄参、荆芥、麦门冬。先辈预以甘桔汤（一百二十七）清其气道，安致有此患哉？

中风

痘证热则生风，亦如中风之状，或手足腰项强急，直视牵引，口张舌强，俱参苏饮（三）、消风散（一百三十八）。有痰用玄明粉，若起胀后见此，危殆之证也。

惊搐（附癫痫、疯等证）

《素问》云：痘疮出于心，惊搐亦出于心。夫痘毒本热，热气击动心神，肝不能制，故神不安而发此证。治宜泻肝、利小便，泻肝则风去，利小便则热除，风热既退，则痘出而惊自愈矣。故痘未出而见此证者，则升麻汤（五）合消毒饮（三十五）主之，或紫草膏（二十六），或蟾酥丸（一百四十一）。不可竟投凉剂。盖心一凉，则气血随敛，毒无从出也；痘既见而有此证，由热毒之未解耳，四苓散（九十七）合消毒饮（三十五），或柴苓汤（九十五），或导赤散（九十九）。若风火相搏，喉中痰鸣，目睛上视，面赤引饮，喜居冷处者，柴苓汤（九十五），或抱龙丸（一百四十）；若痘后胃弱，饮食不化，谓之食蒸，发搐，其人必面黄潮热，大便酸臭，秘泄不调，或吐利腹痛，宜紫霜丸（一百一十一）下之；大便秘者，四顺饮（一百五）。痘后毒当尽解，而又发惊，则心气已绝，神无所依，必不可治。

发癫痫者，粉红丸（一百四十二）治之。

又痘，发疯，手足麻木，无汗者参附汤（一百四十五）；若手足难动，常出汗者，芪附汤（一百四十六）；卒然惊死不省人事者，用皂角为末，吹入鼻中，即醒。先辈曰：先痘后惊者，不治。痘正发而有此证，能不为之可悼哉？

又痘未出，毒气内逼，目上窜惊叫，如惊风者，乃痘欲出之候也，误认为惊而治之，则毒气内蓄，邪热不泄，而反危矣。

倦怠

倦怠者，神气本弱，为热所蔽，而精神不能舒畅然也，不可专以虚治，宜清热助气为主，少以保元汤（四十七）加陈皮、茯苓、麦门冬、栀子、黄芩、白芍。起胀后，倦怠嗜卧，而声哑者，喉舌必有疳蚀，须急视之，缓则误矣。

烦躁

心经有热，则烦躁。盖痘毒之热，击动乎心火，脾少津液不能济之，此所以发为烦躁不宁，闷乱狂言等证也，治当观其虚实何如。痰实壮热者，栀子仁汤（八十七），或解毒汤（八十二），或辰砂益元散（十四）；二便秘则通利之，虚烦而渴者，保元汤（四十七）加麦门冬、五味，或麦门冬汤（九十）；夏月暑甚烦渴，而痘出不快者，宜辰砂五苓散（九十八^①）；靥后发热烦渴者，门冬饮子。此证似轻而重，苟服药而久不愈，则心脾二经皆为热毒所伤矣。烦则必渴，渴则必泻，泻则必咬牙寒战，而痒塌之患立至也，慎之！慎之！

《秘传痘疹》曰：痘疮以安静为贵，但有烦躁者，必毒气壅，并表里不宁，宜审谛之：如爬搔不停者，疮痒也；不宁者，里热也；呻吟者，痛也。非折肱之妙手，安能识其病而药之也哉！

---

① 九十八：原作"十四"，据后文方剂序号改。

发渴

渴者，胃中热也。胃中津液为热所耗，故渴而饮水也。始终宜用白虎汤（八十八）加天花粉、干葛、甘草，有汗加人参或辰砂益元散（十四），小便不利者四苓散（九十七），气虚则保元汤（四十七）加麦门冬、五味。至于阴虚火动而发渴者，固为难治之证，《理辨》则谓六味地黄丸（八）加肉桂、五味，乃治虚渴之圣药也，用此亦或有效。

《痘疹心书》曰：毒气萃于阳明。此时多发热渴，淫于内而外不得宣，故发渴也，宜服神功散（三百九）。服此犹渴者，宜红花子一味煎汤饮，如无子即用红花汤（三百一十）加牛蒡子服之。此药神妙，能散胃口之瘀血故也，切不可用荔枝、黑枣、椒、姜等汤，能助阳经之火也。

嗳气

热毒郁于胃中，欲发而不得发，故嗳气。治用半夏生姜汤（一百一十九）加陈皮、黄芩，或四苓散（九十七）加陈皮、竹茹以利之。

不食

痘疮始终以脾胃为主。若饮食如常者，此脏腑充实，脾胃本实，不须服药。若不喜饮食者，必须辨别而治之。如泄泻，痘疮灰白，不食者，此脾胃虚而元气弱也，宜四君子汤（四十五），或人参养胃汤（七十七）、七珍散（七十八）治之；如大便秘，疮焮肿，不食者，此毒盛而血热也，宜四物汤（五十六）加解毒药；热甚者，加姜炒芩、连，便秘者下之。

汗

汗乃心之液。由热气内蒸，腠理开泄，故液随气而出也。故自汗、盗汗俱能虚人。未浆之时，恐不能贯，既贯，恐不能靥，既靥，恐血脱阳虚，变为他证，最宜调理。自汗宜保元汤（四十七）加桂枝、白芍、浮小麦，以敛之，有热加酒芩；盗汗宜当归六黄汤（一百一十七），或当归汤（三百八）。丹溪曰：自汗不妨，盖湿热熏蒸而然也。此言特为未甚者发耳，若身冷恶寒而反汗者，异功散（六十一）救之。寒不已者死，汗缀如珠者死，汗而昏沉者死，汗流烦渴者死，奚可以细故而忽之哉？

诸失血

旧云：血热则妄行。盖热毒之气，淫佚无归，则血亦随之而走泄也，始终用犀角地黄汤（八十三）加芩、连、栀子、白芍。但血之妄行，或吐，或便，或从阳疮痘毒而出者，悉皆不治，何也？吐、便者，有伤于内也；泻脓血，如死肝豆汁者，胃烂也；从疮毒而出者，肉分空虚，而元气为之走泄也。间有从鼻出者得生，盖血载毒行，传注督脉，斩关而出，不犯其内故耳。至于女人失血不止，尤当急治。尝有一男子，口鼻出血数碗，以韭菜汁半碗，顿服而愈。

呕吐

《内经》曰：诸呕吐酸，皆属于火。河间曰：胃膈热甚则为呕，火气炎上之象也。故吐而有声有物者，谓之呕；有物无声者，谓之吐；有声无物，谓之哕。皆热毒壅塞胃口故也。又曰：吐证有三：上焦吐者从于气，中焦吐者从于积，下焦吐者从于寒。治之之法，须分寒热虚实。如胃膈有痰有热，心烦作渴，面赤手足热，二便赤涩者，热吐也，二陈汤（一百一十八）加炒栀子、姜炒黄连、生姜；有食积者，加枳实、神曲；脸汗欲饮者，四苓散（九十七）加木通、麦门冬；干哕加姜汁、炒黄连或竹叶石膏汤（八十九）；如不烦渴，四肢厥冷，二便自利者，冷吐也，平胃散（七十）加藿香、砂仁，又加炒小茴香；胃虚不能饮食者，保元汤（四十七）加白术、砂仁、藿香，或藿香安胃散（七十一）；虚呕不止者，和中汤（六十七）、四君子汤，（四十五）加陈皮、半夏、竹茹；兼心腹疼痛，则丁香理中汤（七二），或益黄散（七十六）；若饮食硬塞而呕逆者，此咽中有疮，必然作痛，闭塞而呕也，加味鼠粘子汤主之（三百十一），更用控涎散吹之（三百十二）。

恶心干呕不定者，此冲任虚火上冲，犯于清道，脏败毒攻，最为恶候，必用灯心竹叶汤（三百一十三）加天花、黄连、瞿麦，以利小便。若夏月，五苓散（九十六）、六一散（十四）。干呕之证，以利小便为主，利而不通者，危也。

初热恶心，乃正气与毒相抟，升而逆上，不须治而自愈。初不可用砂仁、丁香燥脾之剂，以致血不润痘也。

泻利

经云：阳气在下则生渗泄。盖积热之气不得上升，注而为下泄也。又曰：湿胜则濡泄。又曰：诸病水液，澄彻清冷，皆属于寒。《病式》曰：泻白为寒，青、黄、赤、黑为热。泻利而小便清白不涩，完谷不化，身凉不渴，脉迟而微者，皆寒证也；小便赤涩，谷肉消化，身热作渴，脉洪而数者，皆热证也。寒则虚，用理中汤（六十五），兼渴加人参，去干姜，或豆蔻丸（八十一）以止之；虚泻而痘陷者，保元汤（四十七）加豆蔻、丁香、诃子。热则四苓散（九十七）加木通，或柴苓汤（九五）；语言错乱者，辰砂五苓散（九十八）。起胀贯脓时，不宜久泄，须急治之；初出收靥时，暂泄无妨。

东垣曰：凡大便自利，即与升麻汤服之，恐痘内陷以作罪过。故痘有泄泻，虽投诃子、肉豆蔻以止泻，用白术、茯苓以渗湿健脾，尚当多用升麻以升提痘毒出于皮毛之表。若独治泄泻，而致痘成倒塌，是失本末之辨也。

吐泻并作

洁古云：斑症若自吐泻，慎勿乱治，而多吉。谓毒气从上下而出也，然此亦自其痘初言之耳，若久而不治，则中气一虚，而毒不能运出，而内攻之祸立至矣，此时须分寒热而治之。如身热口渴烦躁而吐泻者，紫苏汤加砂仁、姜炒黄连、陈皮主之；如身凉，口气冷，虚溺而吐泻者，和中汤（六十七）加肉桂、生姜主之，或藿香正气散（六十九），合五苓散（九十六），加砂仁主之，甚者豆蔻散（八十一），以止其泻，而吐自止矣。但出蛔者凶。

痢

丹溪曰：痢赤，属血，自小肠来；白，属气，自大肠来。此皆湿热郁于肠胃，致伤气血而然也。痘证以气血为主，而热毒伤之可乎？治之之法：红用四物汤（五十六）加炒芩、连、炙甘草、木香白，用四君子汤（四十五）加炒芩、连、木香、陈皮、炒滑石；红白相兼者，合而治之。腹痛加当归、砂仁，再加木香、芍药；后重者加炒滑石、枳壳、生芍药、条芩；久而不愈者，红加阿胶、朱砂、黑干姜、白术，白加黄芪、砂仁、炙干姜；挟外感者，小柴胡汤（九十四）加苍术、川芎、陈皮、芍药、生姜以发之；后重除者，加诃子、豆蔻以止之；若大便脓血，下肠垢者，服阿胶驻车丸（一百五十五）；痘后下痢，脓血黄赤者，宜以薤白散（一百五十三）或胃风汤（一百五十四）治之；若兼小便赤涩而烦渴者，宜服导赤散（九十九）或犀角地黄汤（八十三）。此治疾每早之大较也。

东垣曰：痘证下利，须用升麻提起正气，使痘不致下陷。可见此证当以保元汤（四七）加升麻以扶痘，然后随其赤白而加减治之可也。

咬牙寒战

夫痘有寒战咬牙者，或曰病热而反觉似冷。经云：心火热甚，亢极而战，反兼水化制之。寒战咬牙者，此为病热也。或又曰俱属于寒，如严冬之气，伏阳在内，不胜其寒，手足战栗而齿自动也。二家之说，一偏于热，一偏于寒，均之非通变之术也。盖痘疮之症，不外乎寒热虚实而已，故寒战咬牙之症，属热者固有之矣，而寒者未必无也。若执其热而概投以苦寒之剂，热者宜矣，而寒者可乎？属寒者固有之矣，而热者未必无也，若执其寒而概投以辛温之剂，寒者宜矣，而热者可乎？是故偏寒、偏热，不免有实实虚虚之弊也，然则治斯症而欲辨寒热之分者，如之何？亦惟验痘色之红白，二便之秘利，脉息之迟数，内外兼察，而后寒热始明，施治无讹矣。如痘色红赤或紫黑，齐勇焮发，身热烦躁，恶热作渴，大便秘，小便涩赤，脉来洪数者，此属热也。故阳明胃热，则为咬牙；太阴肺热，则为寒战。治宜四物汤（五十六）合黄连解毒汤（八十二），加连翘、木通、石膏、麦门冬、升麻。大便秘者，加酒大黄以利之。如痘色淡白或青色，或皮薄顶陷，身凉而静，恶寒不渴，大便利，小便清长脉来沉迟者，此属寒也。故胃血虚寒，则为咬牙；肺气虚寒，则为寒战。宜保元汤（四十七）加川芎、当归、桂米、炒黑色干姜、木香，甚者加附子，或异功散。泄泻者加肉蔻以佐之。以上二证，见于七日之前者，其治易见。于七日之后者，其治难治。有独咬牙者，有独寒战者，以一体治之。

二便

凡治痘，二便不可不通。一或闭焉，则肠胃壅塞，脉络凝滞，毒气无从而泄。由是眼闭声哑，肌肉黧黑，不旋踵而告变矣。然大便之所由秘热气燥结于肠胃之间，津液干涸故也，或因汗多，或利小便，以致涸其津液，亦令便秘。治法：凡身热者，大柴胡汤（一百八）；身不热者，通幽散（一百六）或四顺饮（一百五），又多服紫草饮亦可；若烦渴，手足心热，腋下有汗者，热秘也，凉膈散（一百四）下之；不食，呕清水，面青，腹不胀，无里急后重者，虚秘也，润肠汤（三百一十四），或用嫩猪脂一块，以白水煮熟，切豆大，连汁服之，以润大肠，再不通，或蜜导法（一百一十二），或口含真麻油，用竹筒灌入谷道，须臾即通，切不可妄投峻剂，以致内虚而毒入也；小便赤涩者，心移热于小肠也，宜凉药以泄其热，用八正散（一百），或四苓散（九十七）、导赤散（九十九），加滑石、栀子仁；有血，加瞿麦、生地、丹皮；痘未出而有此证，兼热甚者，恐将发惊，宜急解利之，不可视为细故也；痘已出，而小便赤涩者，下焦少血也，四物汤（五十六）加黄柏、知母、牛膝、甘草主之。东园曰：大便秘而小便利者，是津液行于小肠，但润大肠可也；大便秘而小便不利，觉有里急后重之势，是津液还入胃中，大便必自利也，或汗出，及小便利者，不可骤下，此表里津液泄也，但用滋润之药，或蜜导法。

阴囊发肿

痘证而阴囊肿痛如瓠瓜者，乃膀胱热甚，毒气流入小肠而然也，急宜清利退火。用滑石、车前、白茯、木通、牛膝、瞿麦、栀子、炙甘草，加灯心十茎，水煎服，或服紫草饮子。小便不利者，加木通，外以石燕子醋磨浓汁敷之。

痘后浮肿

痘靥之后，失于调理，或伤饮食，或感风湿，致伤脾土，土虚不能制水，水溢上行，故发而为肿也。因饮食伤者，宜健脾利水，宜人参四苓五皮散主之（三百十五）。因风湿伤者，宜以汗解，五皮汤主之（三百十六）。一方用萝卜子壳、蒲、芦煎汤洗之，即愈。

痘疮干燥

初起时肌肤干燥者，乃腠理闭密，汗液阻滞也，宜干葛、升麻、麻黄之类发之；若痘已起胀，或将成就之时疮干者，由血气弱而热太甚，故津液枯少也，宜黄芩、犀角、升麻、连翘之类以清之，并随证以滋补气血。

痘疔 其痘紫黑枯梗，针拨不动，手捻有核者，为疔；若黑大而软者，名曰黑痘，慎不可以痘疔治之也。

痘疔者，害痘之祸苗也。若七日至十二三日之间，痘疮忽然变动，灰白顶陷，即点灯照之，其间有紫黑胀硬，独大而无根盘者即是也。痘中有此，则不能宣发诸毒，故尔变动速，以银针挑破，吸其血水，吐于水中，红者可治，黑者难疗，治法即用四圣膏（一百六十六），或二圣散（一百六十七），填入孔中，以满为度，其毒自散，则痘即红活贯浆矣。或谓飞过雄黄为末，用蟾酥拌匀，为丸如麻子大，挑疔点入，立效。又用巴豆一粒，去皮、膜，朱砂一分，研烂，点入，一时突出即愈。服无比散（十一），汲井水加猪尾血三五滴调下，服后或下物如烂鱼肠、葡萄穗状者愈，如紫黑恶血者不治。

一方以神功散（三百九）加雄黄、黄连、黄芩、大黄煎服，外以拔毒膏（三百十九）点之即愈。

一小儿出痘，有疔数枚，挑破出黑血，诸痘不起，皆以为不治，以仙方活命饮（三百十七）徐灌一剂，外灸以神效隔蒜灸法（三百十八），疔解而诸痘即愈。

《心鉴》曰：痘疔见于四肢，不近脏腑者，易治；至穿肋骨者，亦难治；见于头面腹背，逼近于内，其势必攻穿脏腑矣，如未穿者，须急治之。

靥后痘疔溃烂成坑，内见肋骨者，服人参败毒散（一百六）加穿山甲、蝉蜕、僵蚕、连翘，外用赵氏敷药方（一百六十八）。

痈毒

痘毒发于肌肤，而营卫不能运行，是以郁热不散，轻则结为疮疖，重则头项、胸背、手足、肢节之间赤肿，而成痈毒，方未成脓，宜解肌发表，令其自散。及其成脓，则宜凉血解毒托里，使其自愈也。但痘正发之时，热甚，则升麻汤（五）加柴胡、芎、归、黄芩、黄柏之类，否则人参芎归汤，或当归活血汤（五十八）活血解毒，并痘大发之。若脓已成，必须针破去脓，外以膏药贴之，不刺则害伤肋骨，不贴恐脓反内攻，致生变证也。靥后发者，先与升麻汤（五）合消毒饮（三十五），肿用荆防败毒饮（一百六十），或败毒散（一）合消毒饮（三十五），或仙方活命饮（三百十七），随上下加减，不散则与活血解毒汤（一百六十二）。东园谓靥后发毒未成浓者，消毒饮（三十五）、小柴胡汤（九十四），加羌活、连翘、金银花、黄芩、赤芍。已成脓者，消毒饮（三十五）加黄芩、茯苓、白芍、当归、连翘。上用升麻引，下用牛膝引。

又未成脓者，以必胜膏贴之；已成脓者，以生肌散敷之。

又治痫毒，用金银花多、荆芥、牛子、甘草、连翘水煎，加雄黄末大者五七分，小儿三四分。

又治痘后余毒疥疮，或脓窠烂疮，先用益母草煎水洗过，后用金银花为末，鸡子清调敷。洗时忌风寒。此一条本缺，今按活字板填之。

眼目

《内经》曰：诸脉皆属于目。东垣曰：目得血而能视。五脏六腑之精气，皆上注于目，故阴阳合德，而为精明也。又丹溪曰：目病属风热血少。夫痘蕴非常之热，自里而达外，苟气血弱而不能逐毒，则火内郁而血脉逆行。斯痘毒入于目矣，况热毒生风，肝应于木而目病由兹作焉。是故有赤肿而痛，不能开者，洗肝散（一百七十七），加消毒饮（三十五）；有翳膜遮蔽而不能视者，地黄散（一百七十八），或拨云散（一百七十九）、密蒙花散（一百八十）。有翳膜遮晴，涩泪羞明者，羌活菊花散（一百八十一）或龙胆草散（一百八十二），点用硼砂为末，染黄膳血点入，或谓点药加轻粉研用极好。若痘疮入眼，宜用兔粪散（一百八十三），频服兔粪丸（一百八十四），外用吹耳丹（一百八十五）。

古方有曰：初觉痘证，急取油胭脂，用蜜调涂眼眶，则痘不入眼。又谓初出之时，即以牛蒡子末蜜调贴囟门上，或朱砂为末，蜜调敷眼四旁，又以白菜子为末，水调敷足心，引热归下，皆免痘毒入眼。夫痘能损人之明，所系不小，与其救药于病目之时，孰若预防之为愈哉。

又曰：痘疮入眼，不在于初，多在收靥之时，或满面痘疮破烂，重复肿灌者。脓血胶固毒蒸，内攻于眼，其斑入眼。又或痘出太盛，成就迟缓，医用辛热之药发之，亦令斑疮入眼。又于收靥之时，喜啖辛热，谓之干浆，以致二火相扇，亦能令斑疮入眼。在白珠子不必治，久当自去，惟在黑轮上，或掩瞳仁者，急用望月砂散（二百八十五）治之。切不可轻用点洗之药，反为大害。如瞳仁损破，反突出或陷下者，皆不可治也。

恶证不治歌诀

初出顶陷连肉红，过至九日一场空。又如血点带紫色，斑证死在六日中。发斑黑者在朝夕，斑青顷刻去匆匆。无脓痒塌期二日，不治腰疼及高胸。痘根麻密如囚困，舌卷囊缩命当终。紫泡刺出黑血死，饮食挫喉证亦凶。难疗面肿痘不肿，青黑色陷痘无脓。二便滑利下肠垢，更有吐泻出蛔虫。头温足冷渴饮水，痘先惊后药无功。气促泄泻吐不止，目闭无魂毒已攻。声哑或因叫与哭，痘色不好也须终。有肿气急亦不治，如灌脓满是伤风。毒满咽喉嗽失音，咬牙时复战无停。身温腹胀多痰喘，烦躁无宁命必倾。难治痘疮一片白，不思饮食困沉沉。贼痘灌脓医不识，谁知毒自内攻心。灰白痘中疔决有，迟穿筋骨去幽冥。此证莫劳虚用药，医家详察要分明。

卷　下

女人出痘

女人出痘，其轻重固以一概论矣。然十四岁之后，天癸通者，则又不同。盖天癸既至，阴常不足，痘疮以气为主，血为附，气以充之，血以濡之，一有不足，则变患易生，此又不可不审察之也。且如发热之初，正遇经水如期而来，此热随血解，疮自发出，不必施治。若遇四日而不止者，则热入血室，血必妄行，为内动中虚之症矣，宜凉血地黄汤（三百二十一）加人参治之。

——非经行之期，于发热时，而经忽至者，此毒火内炽，逼血妄行之故，疮必多毒必盛，急用凉血解毒汤（三百二十二），倍加连翘、牛蒡，使热得清，毒得解，痘得出，经水止，方无变患，迟则内虚，疮必陷矣，或柳花散亦可（一百九十一）。

——正当起发灌浆之时，适遇经行过三日不止者，疮必应起发而不起发，应灌浆而不灌浆，顶平形塌，或灰白色，或黑陷，此为经血去多，阴气亏耗，为陷伏坏症矣。急宜八物汤（二百六十八），去地黄，加黄芪、木香、熟附子，以调元气，或胡荽酒喷之，使疮起发、灌浆，或出增痘者，为吉，若寒战咬牙，喘急肿满，手足厥冷者，为内脱，不治之证矣。

——起发灌浆之时，经水适来，忽口瘖而不能言者，乃血入少阴，不能上荣于口也，宜先以当归养心汤主之（三百二十三），待其能言后，以大补汤治之（二百），或猪心血调服亦可。

——经水不断之时，适逢出痘，身发壮热，神思昏沉，言语狂妄，如见神鬼，寻衣撮空，此行经之后，血室空虚，天行邪热，乘虚而入，犯于冲脉。盖肝藏血，冲为血海，肝藏魂，开窍于目。神思昏者，魂乱也，目妄见者，视乱也，妄言者，肝移热于心也，宜泻肝散（三百二十四）。

——正值崩漏不止，气血俱虚之后，适逢出痘，此必不能胜任，宜大补其气血，以十全大补汤（二百五十九）、八物汤（二百六十八）加木香、黄芪、官桂主之，使里气充足，毒无停留，更能饮食，则可保全，否则倒塌不治矣。

——向来经闭不通，血海干涸，适逢出痘，毒气拂郁于冲任之间，二阳之证并发，其热必甚，若攻击之，则血妄行不止，毒亦不出，为喘急，为肿胀，为陷伏矣，须调其心脾，使毒得发泄，庶可以保。以归脾汤（三百二十五）、逍遥散（三百二十六）治之，然亦得脾胃和平，饮食增进，方可收功。

——痘疮起发至泡浆数日，最宜表里无病，饮食如常，若当此时，忽然行经者，人但知厉祟以触正痘，殊不知此乃己之血，安得为厉？但恐血出里虚，而生陷伏之变，急宜救里，解毒大补汤（二百）主之。

孕妇出痘

妊娠最忌出痘。盖热能动胎，胎落则血气衰败，必痘不能起，发灌浆而命其危矣。故孕妇出痘，深为可虑。盖痘之用药，多主温补，如半夏肉桂之类，皆妊妇所忌。而黄芩、乌、附，又非痘家所宜。故遇此证者，不问轻重，悉以清热安胎为主，不可触动其胎，宜安胎散（一百八十八）加黄芩、芍药主之。血动者四物汤（五十六）加芩、连治之，及罩胎散（一百八十七）佐之。身热足冷腹胀者，八物汤（二百六十八）加木香。脾气虚不进饮食，毒发不出者，四君子汤（四十五）加木香、糯米、紫草。胎动不安者，安胎散（一百八十八）加砂仁。痘出稠密者，参芪内托散（四十三）加紫草、芍药、当归。单身热有外邪，无内症者，参苏饮（三）加木香，更以如圣散（三百二十七）为主，随症加减。如初发热，加升麻、葛根、连翘。痘出太甚，加酒炒黄连、大力子、连翘、山楂。不起发，加大力子、白芍药。口渴加麦门冬、知母、天花粉。痰多加半夏，所谓可扰而扰，似乎无扰，故虽有胎，不忌半夏也，惟在用之者审之耳。

——痘疮正在起发、灌浆之时，忽遇坐草分娩之期，此气血俱虚之候，宜大补汤（二百）加熟附子主之，以补气血，固表里。若产后小腹急痛者，此血未尽也，黑神散（三百二十八）略与行之，不必拘泥。若寒战咬牙，腹胀作渴，足冷身热者，此脾胃内虚，外作假热也，大补汤（二百）加熟附一二剂，更用四君子汤（四十五）加黄芪、当归、陈皮、木香，多服止者吉，不止者凶。

——方产之后，或半月、十日之间，适逢出痘，此无胎孕系累，只以大补气血为主，以前大补汤（二百）、八物汤（二百六十八），去芍药与服之，痘出多者加连翘、大力子，大便自利者加肉豆蔻，只照常一体用药施治，不必妄为多疑之虑，反致变误也。

《痘疹要诀》曰：妊妇出痘，收靥之时胎落者，多无事，发热初出之时，胎落者，犹或可救，若时当起胀、贯浓，而有犯此者，多致不救，盖血气衰败，不逐毒然也。

麻疹证治

古谓麻，即疹也。疹出如麻，成朵，痘出如豆，成粒，皆象其形而名之也。夫胎毒一也。痘出于五脏，脏属阴，阴主血，故痘有形而有汁，其证寒热备有也；疹出于六腑，腑属阳，阳主气，故疹有形而无浆，其证多实热而无寒也。为证既异，则治法亦殊。痘宜内实，可用补剂；疹忌内实，只宜解散。惟初热发表略相似耳。既出之后，痘则补气以生血，疹宜补阴以制阳，何也？盖疹热甚，则阴分受其熬煎，而血多虚耗，故治以清火滋阴为主，而不可少动其气，若燥悍之剂，首尾当深忌也。世知痘证所系之重，而不知疹之杀人尤甚，方书多忽而不备，良可太息矣。

——疹发热之初，多似伤寒，惟疹子则嗽咳喷嚏，鼻流清涕，眼泡肿，其泪汪汪，面浮肿，双腮赤，恶心干呕，为异耳。但见此候，即是疹子，便宜谨避风寒，戒荤腥、厚味，用药以表散之，使皮肤通畅，腠理开豁，而疹毒易出也。

——疹痘之发，虽曰胎毒未有不由天行疠气而发者，故用药发散，必先明其岁气。如时令温暖，以辛凉之药发之，防风解毒汤（三百二十九）；暄热，以辛寒之药发之，黄连解毒汤（三百三十）；太寒，以辛温热之药发之，桂枝解毒汤（三百三十一）；时寒时暖，以辛平之药发之，升麻解毒汤

（三百三十二）。此因时用药，不可误。

　　作伤寒妄施汗下，反伐天和也。又须看人虚实。如大便秘结，烦热甚，而发不出者，以酒大黄微利之，吐利不止，以参芍之类补之。经云：毋实实，毋虚虚，损不足，补有余，夭人性命也。

　　——用前药发散，而疹即随见，则毒尽解矣。若发不出，再加药发之，如加味麻黄散（三百三十三）之类，外以芫荽、酒糟蒸热，擦之，自头上至足为齐。若出见而头面愈多者为佳，若迟延日久而不能出，则腹胀气喘，昏眩闷乱，烦躁而死矣。

　　——看麻出之法，多于耳后、项上、腰腿先见，其顶尖而不长，其形小而均净者，吉也。若色见红者，兼火化也，症轻可治化斑汤（三百三十四）主之，人参白虎汤（八十八）佐之；如色白者，此血不足也，养荣汤（三百三十五）主之；如色紫赤干燥暗晦，乃火盛毒炽，宜六一散（十四）解之，四物汤（五十六）去生地，加柴胡、黄芩、干葛、红花、牛子、连翘之类，滋阴凉血而热自除，所谓养阴退阳之义也，此亦五死一生之证，外大青汤（三百三十六）、玄参解毒汤（三百三十七）皆可选而用之；若黑色者，则热毒万甚，为十死一生之症，此尤不可不明察之，而混为施治也。

　　——疹表后红影出于肌肤成片，切戒风寒生冷，如一犯之，则皮肤闭塞，毒气壅滞，遂变为浑身青紫，而毒返内攻，烦躁腹痛，气喘闷乱诸症作矣。欲出不出，危亡立至，医者其可忽诸？

　　——疹已出，而反没者，乃风寒所逼而然也。若不早治，毒成内攻，必致痒塌而死。急用消毒饮（三十五）合升麻汤（五）热服，则疹复出而安矣。

——发热之时，遍身汗出者，此毒从汗散。玄府开，疹易出也。有鼻中血出者，此毒从血解也，俱不可遽止之。若汗出太多，血出不止者此，又火甚逼追太过，致液妄流，血妄行矣。急宜以当归六黄汤（一百一十七）加浮小麦以止汗，茅花汤（三百三十八）加玄参、百草霜以止血。迟则汗出而元气虚，血出多而精神散，为不治症矣。

——发之时，或呕吐，或自利，或滞下者，此火邪内逼，毒气上行则吐，下行则利，毒至甚则里急后重，而为滞下也。吐者，竹茹石膏汤（三百三十九）主之；自利者，升麻泽泻汤（三百四十）主之；滞下者，黄芩芍药汤（三百四十一）加黄连、生地、木通、当归、人参、枳壳治之，或少加大黄微下之。

——发热之时，未有不口渴者，但当以绿豆、灯心炒米汤饮之，人参白虎汤佐之（八十八），以主津解热而已。若恣饮冷水，恐生水畜之证。故水入于肺为喘，为咳，宜用葶力以泄肺中之水火；入于脾为肿，为胀，为自利；水入于胃，为呕，为秽，为利，宜用猪苓、泽泻、茯苓，以泄脾胃之水；水入于心，为悸，为惊，宜用赤茯苓、木通，以泄心下之水；水入于肝为胁痛，用芫花以泄肝水；水入于肾与膀胱，为小便不利，为阴囊肿，用车前、木通，以泄膀胱之水。俱当随其证而治之。

疹出之时，咽喉肿痛不能饮食者，此毒火拂郁，上熏咽喉也。宜甘桔汤（一百二十七）加玄参、牛蒡子、连翘主之，更以十全散（三百四十二）、玉锁匙（一百三十一）吹之，切不可妄用针出血也。

——疹出之时，咳嗽口干心烦者，此毒在心肺发未尽也，泻白散（三百四十三）加天花、连翘、玄参、黄连以泻心，或黄连杏仁汤（一百九十九）。

——疹出之时，自利不止，或泻稀水频数者，最为恶候。但要看其疹，若遍身稠密太盛，或紫色或红色甚者，则又不妨。盖毒在大肠非泻则郁遏不解，惟用平胃散（三百三）加葛根、连翘以解之而已。疹一发透，依期收去，自然泻止。若疹已收而泻尤不止者，疹必未尽，再用前药加连翘、黄连、牛蒡、木通、泽泻，以分利之。若用诃子、肉蔻等涩滞之药，则变腹胀痞满喘急，不治之症矣。

——疹子之出，常以六时即收为度。如子后为阳，午后收，午后为阴，子后即收，乃阳生阴成，阴生阳成，造化自然之妙也。故渐出而渐收者，其势轻；可若一出之后，热不退，连绵三四日而不收者，此毒火太盛，外发未尽，内有余邪所致。须投以化斑汤（三百三十四）、三味消毒饮（三十五），加玄参、石膏、桔梗为治。

——疹子出后，自然退热。若遍身既出，而犹拂拂烦热，频作呕吐者，此毒尚未尽，留连于肺胃之间，宜化斑汤（三百三十四）主之。如大便秘者，少加大黄，微利之。

——疹已收，去反浑身发热，昼夜不退，此毒未解尽，邪火郁于肌肉之间，久则毛发焦干，皮肤枯槁，肌肉羸瘦，为骨蒸痨瘵之症。急宜芦荟肥儿丸（三百四十四）加龙胆草、当归、连翘等治之。迟则变为睡则露睛，口鼻气冷，手足厥逆，瘕疝，慢脾风，不治之症矣。

——疹收之后，身虽不见羸瘦，但时发壮热，烦躁不宁，搐搦惊悸，神昏志乱者，此阴血衰耗，致余毒入肝，而传于心也。宜养血安神四物汤（五十六），加麦门冬、酸枣仁、淡竹叶、灯心、甘草、石菖蒲、龙胆草、茯神、黄连、辰砂为治，或以前药为末，用蒸饼、猪心血为丸服，亦可。

——疹毒入胃，久而不散，致成牙龈黑烂血出，为走马疳，传于两颊浮肿，久而穿颊破腮，缺唇崩鼻，为崩砂、狐惑等危证矣。外用文蛤散（三百四十五）、雄黄散（三百四十六）搽之，内用人中白、芦荟、使君子肉、龙胆草、黄连、五灵脂浸蒸饼为丸，滚水服之，以清胃火。亦或有得愈者，然不能多见也。

——疹出之时，曾作泻痢，未经清解，至疹退之后变为休息痢，不问赤白，里急后重，昼夜无度频并者，此余毒在大肠也，须分虚实治之。实者三黄丸（三百四十七）利之，虚者香连丸（三百四十八）和之，后用黄芩汤（三百四十九）养血行气为治。河间曰：养血而下利自止，行气而后重自除。诚哉斯言也，鉴之。

——疹退之后，微微咳嗽者，此余毒未尽也，用清肺饮（二百五），加消毒饮（三十五）主之。若咳甚气喘，连声不住，名为顿嗽。甚至饮食汤水俱呛出，或咳出血者，此热毒乘肺而然也，宜多服麦冬清肺饮（三百五十）加连翘主之。若见胸高如龟，肩耸而喘，血从口鼻出，摆首摇头，面色或白，或青，或红，而色枯黯者，不可治之矣。然亦有肺气虚，为毒所遏而发喘，连声不已，但无咳嗽，血出呛食之症者，宜用清肺饮（二百五），倍加人参治之。尤不可拘于肺热之一端，而纯用清肺解毒之药也。

——疹退之后，声哑不出，或咳或喘，或身热不退，以致日久而不愈者，此热毒未尽，肺金受克故也，宜清金降火汤（三百五十一）加竹沥、姜汁主之。

——疹退之后，饮食如常，动止如故，乃卒然心腹绞痛，遍身汗出如水者，此因元气虚弱，失于补养，外虽无病，里实虚损，偶然为恶气所中，谓之中恶，此朝发夕死之证。

——疹退之后，热毒未尽，或发痈毒，肢节疼痛者，以羌活散（三百五十二）微汗微利。

——疹退之后，有余热未尽，或热甚，而失血者，犀角地黄汤（八十三）合解毒汤（八十二），或四物汤（五十六）加茵陈、木通、犀角之类，以利小便，使热气下行，而后愈也。

——疹收之后，余热未尽，日夜烦躁，谵语狂乱者，辰砂益元散（十四），灯心汤下，或辰砂五苓散（九十八）加芩、连治之。若初起烦躁谵语者，则升麻葛根汤（五），调辰砂益元散主之。

——疹子一症，比之出痘似轻，然调治失宜，其祸反不旋踵。盖痘由胎毒而发，其形势多少，轻重吉凶，自可预断。至疹之出，则虽由感受邪气而发，然其轻者可重，重者可轻，皆在于调治有方。故其饮食禁忌比痘家尤甚。若误食鸡、鱼，则终身皮肤粟起，如鸡皮之状，但遇天行出疹之时，又令重出；误食猪肉，则每岁出疹之月，必然下痢浓血；误食盐醋，致令咳嗽，则每岁出疹之月，必复咳嗽；误食五辛之物，则生惊热不时。必待四十九日，或百日后，方无禁忌也。

——孕妇麻疹，当以四物汤倍白术、条芩、艾叶，安胎清热为主，使胎无虞而疹易没也。如胎气上冲，急用苎麻根、艾叶、煎汤，磨生槟榔并服之，更多服上药为妙。

热毒蒸胎，胎多受伤，但胎虽伤，而母实无恙也。盖疹与痘不同：痘宜内实，故胎落而母亡；疹宜内虚，故胎去而母存。虽然与其胎去而母存，孰若子母两全之为愈也。

麻疹轻重不治三症要诀

或热或退，五六日而后出者轻。发透三日而暂没者轻。淡红滋润，头面匀净而多者轻。头面不出者重。红紫暗燥者重。咽喉肿痛。不食者重。胃风没早者重。移热大肠变痢者重。黑暗干枯，一出即没者，不治。鼻扇口张，目无神者不治。鼻青粪黑者不治。气喘心前吸者不治。

水痘证

大水痘亦类伤寒之状，身热二三日而出，或咳嗽面赤，眼光如水，或喷嚏，或唾涕，与正痘不同，易出易靥，不宜燥湿，苟或燥之，亦不为害，不能结痂矣。

麦汤散 古本只此一方，或作汤服亦可。

地骨皮　滑石　甘草各五分　甜葶苈　麻黄　大黄　知母　羌活　人参各一钱

上为末，每服五分，用小麦七粒，煎水服。

治痘诸方

（一）**败毒散** 治初热壮盛等证。

升麻　干葛　紫苏　川芎　羌活　防风　荆芥　前胡　薄荷　桔梗　枳壳　牛蒡子　蝉蜕　山楂　地骨皮　甘草

又方无干葛，加紫草。

上姜一片，水煎，加葱白汁五匙，热服。如热甚，加柴胡、黄芩，夏加香薷，冬加麻黄，泻加猪苓、泽泻。

（二）**苏解散**　治痘初壮热头痛，或腰痛、腹痛、作胀，一切热毒甚者。

紫苏　干葛　防风　荆芥　白芷　蝉蜕　紫草　升麻　牛子　木通　甘草

上各等份，加灯心七根，葱白七茎，水煎热服。

（三）**参苏饮**　治壮热，风痰，寒热，体痛，咳嗽。

陈皮　茯苓　半夏　甘草　桔梗　紫苏　干葛　前胡　人参　冬加麻黄

上姜三片，葱一茎，水煎热服，加山楂尤妙。

（四）**麻黄汤**

麻黄三钱　杏仁一钱　桂枝一钱　甘草七分

上姜葱水煎热服。

（五）**升麻葛根汤**　治初热壮盛，疑似未明，服此或痘已出，而表热甚者。

升麻　干葛　白芍各一钱　甘草五分

上姜葱水煎服。

又以本方加紫苏、笋尖各五分，山楂、牛子各一钱，冬加麻黄一钱，服此痘易出，易敛。

（六）**和解汤**　解表和中。

升麻　干葛各一钱半　白芍一钱　人参　防风各七分　川芎八分　甘草五分

上姜水煎服。

（七）**人参羌活散**　治痘痰甚，发热谵语惊搐。

人参　羌活　独活　柴胡　前胡　防风　荆芥　黄芩　甘草　枳壳　桔梗　川芎　茯苓　紫草　地骨皮　牛子　蝉

蜕　天麻

又方无独活，有猪苓、泽泻。

上水煎热服，如热不退，虽服数剂不妨。

（八）**解毒疏痘汤**　预服解热去毒，已出服解热毒斑疹，又治红紫口干，壮热谵语。

防风　荆芥　羌活　柴胡　川芎　白芷　当归　连翘　黄芩　黄连　麻黄　紫草　蝉蜕

又一方无芩、连。

上姜葱水煎服。

（九）**加味葛根汤**　治痘失表，发热谵语。

升麻　葛根　赤芍　甘草　桔梗　柴胡　荆芥　防风　连翘　牛蒡子　木通

上水煎服。

（十）**大灵丹**　治壮热癫狂，发惊谵语，红紫斑焦干陷一切恶症。

白滑石飞过，三两　雄黄飞过，三钱　朱砂飞过，三钱五分　牛黄　片脑各一钱　犀角三钱　麝香五分

上共研细，和匀，将升麻、甘草、防风、薄荷、灯草、牛子、紫草、红花、黄连各三钱，水二碗，煎至半碗，细布滤去渣，加蜜四两同熬，滴水成珠为度，和前药丸如小龙眼大，金箔为衣，每用一丸，灯心汤下，暑月冷水化下。

大凡痘有热毒陷伏等证，解毒药内加入三分妙。

（十一）**无比散**　初热服，痘出自稀，又治痘夹黑点子，及黑陷、黑痘等证。

朱砂一钱　片脑　麝香　牛黄各五分，如无牛黄，用牛胆南星　腻粉二钱　一方有蟾酥

上合研为细末，一岁儿服一字，大者五分，刺猪尾血三两点，新汲水调和送下，取下物如烂鱼肠、葡萄穗状，愈。

（十二）**小无比散**　治痘壮热口渴，小便涩，大便秘，口气热，烦躁不宁，或色焦紫，或有红斑，自发热至起胀时有热皆可用，痘后余热亦可用。

滑石飞过，六两　石膏飞过，一两　粉草末，五钱　寒水石研细末，五钱　郁金甘草水煮透，焙干，研，七钱

上合研匀，五岁服二钱，大人量加，冬用灯心汤下，夏用井水调下，热甚不解者，井水磨犀角汁调下，若红紫顶陷不起，加穿山甲末一分，麝香半分，紫草煎汤，加酒一二匙调下即起。

（十三）**大比六一散**　治热毒太甚，惊狂谵语引饮，痘疮红紫黑陷。

滑石飞过，六两　辰砂飞过，三钱　粉草一两　雄黄飞过，一钱

上研匀，每三五岁服一钱，十岁服二钱。发热之初，用败毒散调下，亦能稀痘。若报痘后，用灯心汤调下。

（十四）**辰砂益元散**　治痘热毒太盛，狂言引饮。本方去辰砂，加龙脑即龙脑益元散，去辰砂即六一散。

滑石飞过，六两　甘草末，一两　辰砂飞过，三钱

上合匀，每小儿一钱，大人二钱，灯心汤下。

（十五）**退火回生散**　治痘热甚，发渴，红紫黑陷。

滑石一钱　朱砂一分　冰片三厘

上为末，冷水调下，得睡少时，神安气宁，痘转红活。

（十六）**龙脑膏**　治痘毒出未透，心烦狂乱，如见鬼神，或已出未出坐毒陷伏等证。

梅花片脑一钱

上研细，滴新杀猪心血和丸如圆眼大，小儿半丸，大人

一丸。

凡狂妄燥烦者，心经毒盛也，用紫草汤下；昏瞀不醒者，伏热于心经也，汲井水调下；血疱浆不回者，紫草汤下；浆坐疱陷者，温酒化下。

（十七）**猪尾膏**　同前。以上二方，体虚寒者不可用，恐虚虚之误也，实与热者可用。

凡痘，过服热药，昏昧不知人事者，取猪尾血滴入片脑，和为丸如圆眼大，温酒化下_{用猪尾血者，取其常动，欲发散于外也}。

痘倒靥，心神不安者，片脑五分，辰砂一钱，猪尾血烂，研膏，用木香磨汤化下。

痘不作浆，倒靥者，片脑一分，猪尾血一钱，同研，新汲水调下。

（十八）**威灵龙脑散**　治痘黑陷。

铁脚威灵仙_{一钱，炒，为末}　片脑_{一分}

上用温水调下，取下疮瘢为效。

（十九）**独圣散**　治痘不起顶，或紫黑陷倒靥，服此即时红活起发，有起死回生之妙。又名夺命丹。

穿山甲_{酒炒成珠，一钱，取嘴及前足者佳}　加麝_{一分}

上为末，每服小儿三分，大人五分，用木香煎汤，少入酒调下，热甚者紫草煎汤调下。

宋杏庄方内，加红曲炒五分，川乌炒焦五分，名曰一七金葱汤，下。

（二十）**大成散**　治痘出不快，或顶陷或灰白黑陷一切不起发之证，俱可用。

穿山甲_{酒炒，一两}　甘草末_{二钱}　雄黄_{一钱五分}　朱砂_{一钱五分}
紫草末_{三钱}　麝香_{二分}

上为末，每五岁用二分，冷证热酒调下，热证紫草汤下，证寒者加入治中散内，证热者加入小无比散内。

（二十一）**人牙散**　治痘不起发，黑陷或红紫黑斑，咬牙寒战。

人牙自落者，不拘多少，火煅存性，入韭菜汁制，大牙三次，小牙二次，为末　麝香一分　或加红曲二分

上用鸡冠血调成膏，好酒半盏，乳半盏，入葱白一撮，煎调送下。

凡服齿不可过多，每服止三分，多则阳气尽出于表，主痘斑烂，无血色，阴气内盛，必里寒而濡泄，急以四君子加芎、归服。

（二十二）**无忧散**　治痘证临危寒战咬牙。

人牙如前制，一钱　雄黄五分　珍珠五分　又一方有牛黄五分

上为末，每服三五分，多则一钱，荔枝煎汤下。

（二十三）**无价散**　治黑陷欲死者。一方加麝香、片脑少许。

用无病小儿粪，阴干，于腊日，将倾银罐二个，上下合定，盐泥固济，火煅通红，取出，为末，蜜水调服，一钱。

（二十四）**乌金膏**　治发热至七日以前，或因风寒，痘不起发，或红紫，或惊搐，俱可用。

僵蚕酒洗　全蝎酒洗，去足、尾　甘草　紫草　白附子味苦内白者真　麻黄各五钱　穿山甲炒末，二钱五分　蝉蜕去土、头、足、净，二钱

上为末，另将红花、紫草各一两，好酒一钟，熬至大半，去渣，下蜜五两，慢火同熬，滴水成珠为度，丸如龙眼核大，每服一丸，灯心汤化下。

（二十五）**紫金散**　治倒靥并出不快者，亦治远年不愈

恶疮。

> 紫草　蛇蜕炒焦　牛蒡子炒,各五钱

上为细末,每服一钱,水半钟,煎减半,去渣,温服。

(二十六)紫草膏　治痘顶色红紫黑陷。

> 僵蚕五钱,酒洗　全蝎酒洗,去头、尾,一两　麻黄不去节,一两
> 白附子制过,上白者佳,五钱　粉草五钱　紫草一两　穿山甲三钱　蝉
> 蜕三钱,酒洗,去头、尾　蟾酥一钱

上为末,另将紫草一两,剉,煎去渣,熬成膏,又用蜜二两,入好酒半盏,炼过,同紫草膏搅匀,调前末,药丸如绿豆大,每三四岁者,服一丸,大人量加。

初热重者,败毒散化下。初发惊狂,薄荷、灯心、葱白汤下。色红紫黑陷,紫草汤下。色淡薄灰陷,美酒化开,热服。

(二十七)紫草饮　治痘一热出齐,服此重可变轻。

> 紫草二两

上细剉,百沸汤一大盏,泡,便以物合定,勿令泄气。候温,量儿大小与服,多至一合,少至半合,虽出亦减。

又紫草五钱,醇酒半盏,煎服。能治痘夹黑点子者,名紫草酒。

(二十八)芫荽酒　治痘出不快。

> 芫荽四两

上细切,以好酒二钟,先煎数沸,入芫荽再煎。少时用物合定,不令泄气,候冷,噀从项至足,勿喷头面,使香气袭运,自然出快。

(二十九)连翘升麻汤　治痘一发,密如针头,形势重者,轻其表而凉其内。

> 连翘　升麻　黄芩　葛根各一钱　麦门冬去心,二钱

上水煎服此膀胱胃经药也。

（三十）**清地退火汤**　治痘不退热而出，名为火里苗，急用此方以退其热，则后无青黑干陷之患。

地骨皮一钱　地肤子九分　牛蒡子炒，研，七分　柴胡一钱五分　紫草八分，用糯米一撮，制过　甘葛八分　连翘六分　当归五分　木通三分　蝉蜕二分

上用姜一片，水煎服，如热不退，再服一剂或制末药，灯心汤下，亦好。

（三十一）**紫草透肌汤**　治痘热而出不快，及顶陷者。

紫草一钱　升麻五分　牛子　防风　荆芥　黄芪各八分　甘草三分　木香五分

上姜水煎服，如紫色，腹痛，加蝉蜕一钱。

（三十二）**化毒汤**　治痘已出，未愈，热毒，解毒清热凉血，毒一解不致黑陷，血一凉不致红紫。

紫草　升麻　甘草　蝉蜕　地骨皮　黄芩酒炒　又加木通
上各等份，水煎服。

（三十三）**解毒散**　治毒先发肿者，名为痘母，十发九死。

金银花五两　甘草一两　木通　防风　荆芥　连翘　牛子各三钱

上用酒水各一钟，煎服。如泄，加诃子、豆蔻。痘红者，加炒黄芩、芍药。疮痒者，加归身、生地，或加何首乌尤好。疼痛者加赤芍。

（三十四）**透骨解毒汤**　治寒战咬牙。

紫草　甘草　当归　防风　陈皮　赤芍
上各等份，水煎服。

（三十五）**消毒饮**　治痘已出，上焦壅热，胸膈不快。

荆芥二钱　牛子二钱　甘草一钱

上用姜二片，水煎服。

（三十六）**如圣汤**　治痘已出，未愈，身热如火。

紫草　升麻　干葛　白芍　甘草　木通　猴梨

上各等份，加姜一片，葱白三茎，水煎热服。心烦加麦门冬、赤茯苓，烦渴加人参、五味、麦门冬。七八九日，身如火者，加酒炒黄芩、地骨皮。

（三十七）**四圣散**　治痘黑陷倒靥，不起发，不红活，小便不利。

紫草　黄芪　甘草　木通

上水煎服。热甚色紫，倍加紫草、芩、连、红花，大便秘加枳壳，如常加糯米。

（三十八）**加味四圣散**　治痘出不快，及变陷倒靥，小便赤，身热未退，或风吹复冒者。

紫草茸　黄芪　人参　甘草　川芎　蝉蜕　木通　木香大便秘加枳壳

上加糯米百粒，水煎服。

（三十九）**鼠粘子汤**　治痘稠，身表热不退，服此防青干黑陷。

牛子炒　归身　甘草炙　柴胡　连翘　黄芩酒炒　黄芪　地骨皮

上各等份，水煎，热退住服。

（四十）**凉血解毒汤**　治痘出未曾退热，红不分地，或痘苗干枯黑陷，急用此方，可起胀贯浆。

紫草一钱　生地八分　赤芍三分　红花二分　苏木三分　防风三分　荆芥三分　黄连三分　牛子四分　天麻二分　柴胡八分　木通

三分　牡丹皮七分　甘草二分

上姜一片，灯心二十根，糯米一撮，水煎服。

（四十一）**惺惺散**　治痘头痛壮热喘急，此攻毒散热之剂。

人参　白术　茯苓　甘草　桔梗　细辛　川芎各五分　薄荷

又方无川芎，加天花。

上用姜三片，枣一枚，水煎服。

（四十二）**五积散**　治痘为严寒阻塞而出不快，并有内伤等证。

川芎　当归　芍药　人参　白茯　陈皮　苍术　厚朴　甘草　半夏　白芷　桔梗　枳壳　干姜　肉桂　麻黄

上各等份，加姜三片，葱五茎，水煎热服。

（四十三）**内托散**　治痘不起发，根窠不红，灰白色，咬牙寒战等证。

人参　黄芪　甘草　川芎　当归　防风　白芷　桔梗　白芍　厚朴　木香　肉桂

上用姜一片，枣一枚，水煎服。色红紫者，去肉桂、木香，加紫草、蝉蜕。浆不满，水酒各半煎。色淡白者，去防风、白芷，加糯米。弱不食，加人乳和服。

（四十四）**内托千金散**

人参　黄芪　甘草　川芎　当归　白芍　桔梗　白芷　厚朴　牛子　地肤子　木香

上加糯米四十九粒，鸡汁半杯，水煎服。

（四十五）**四君子汤**　养胃补气。

人参　白术　茯苓　甘草

上用姜一片，枣一枚，水煎服。

（四十六）**加味四君子**　能和胃助气。

人参　白术　茯苓　甘草

加陈皮、木香，即小异功散。用姜枣水煎。

（四十七）**保元汤**

黄芪三钱　人参一钱　甘草一钱

或加桂，翊助参芪之力。

上加姜一片，枣一枚，水煎服。

（四十八）**大保元汤**　治顶陷，根窠虽红，而皮软且薄，血有余而气不足也。

黄芪三钱　人参一钱五分　甘草一钱　川芎一钱　官桂一分　白术炒，一钱

上加姜枣水煎服。如气不行，去桂，加木香。若不食，加人乳半盅。又方加白何首乌，黑豆水煮。

（四十九）**补中益气汤**　治痘虚热。

黄芪　人参　甘草　当归　白术　陈皮　升麻　柴胡

上用姜、枣，水煎服。

（五十）**人参归芪汤**　治痘顶不起，血不红活，虽或成浆，而皮软色白，乃气血不足之证也。

黄芪一钱五分　人参一钱　甘草八分　当归一钱　川芎一钱　官桂三分　山楂八分　红花酒洗　白术糯米水洗，八分

上加姜一片，水煎服。

（五十一）**生脉健脾汤**　治浆既成，皮软色白，乃气不足也。气不足补气，血不足补脾，脾旺则血生，固其本也。

黄芪一钱五分　人参一钱　甘草炙，三分　当归　川芎　白芍各八分　白术糯米水洗，八分　官桂三分　茯苓五分　紫草酒洗，四分

上用姜一片，红枣一枚，糯米五十粒，或加酒洗红花三分。

（五十二）**通天散**　治痘发热不出，或已出，色不红活。

人参　陈皮　桂枝各八分　川芎　熟地　芍药各一钱　当归一钱五分　紫草一钱五分　红花　木香各三分　甘草六分　知母八分　荔枝壳十个

上用鸡汁一钟，枣三枚，糯米一撮，煎服，初服到颈，再服到脐，三服到脚，神效。

（五十三）**升天散**　即灌脓起顶散。治痘或灰白，或红紫黑陷，干枯，或清水不成浆，八九十日皆可服。

人参六分　黄芪八分　白术土炒，五分　甘草三分　当归酒洗，五分　川芎酒洗，五分　陈皮去白，五分　山楂八分　淫羊藿二分，多则痒　穿山甲土炒黄，二分　肉桂三厘，此引阴经之药，引经则能成脓，多则痒　木香二分

上加姜、枣，水煎服，或为末，药量人大小与服亦可。如呕姜汤送下。泄白汤下。肚痛神曲煎汤下。烦躁麦门冬汤下。渴用麦门、五味煎汤下。吐泻用藿香、陈皮煎汤下。痘不成浆，多服数贴无妨。

（五十四）**七真汤**　治痘不起胀灌浆。又方加枸杞一钱，黄豆七粒。

淫羊藿三分，多则痒　人参八分　穿山甲土炒黄，三分　黄芪一钱五分　川芎酒洗，五分　当归酒洗，八分　甘草五分　加木香二分

上加姜、枣、糯米，水煎服。

（五十五）**淫羊补浆汤**　治痘灰白不壮，或浆清。

比前方加白术土炒，六分　山楂八分　陈皮去白，五分　官桂三厘　黄豆三十粒　笋尖三个

上水煎服，或加防风、白芷。

（五十六）**四物汤**　养血。

川芎　当归　熟地　白芍七日后方有，酒炒

上水煎服。

（五十七）**补元汤**　治痘顶充满，而根盘不聚，色不红活，乃气有余而血不足也。

川芎一钱　当归一钱，酒洗　白芍酒炒，一钱　熟地一钱　紫草酒洗，七分　红花七分　陈皮三分　白术土炒，一钱五分　甘草三分

水酒各半盏，糯米五十粒，枣二枚，煎服。

（五十八）**当归活血^①散**

当归　川芎　赤芍　生地　红花　紫草

上水煎服。

（五十九）**活血散**　治痘色淡白。

当归酒洗，焙干　赤芍酒浸，炒　紫草　川芎　红花各五钱　血竭一钱　木香二钱

上为细末，每五岁者服一钱，十岁以上者二钱，好酒调下。热极血焦不红活者，酒煎紫草汤调下。

（六十）**保生散**　治气血俱虚，灰白，不贯脓，回浆。

紫河车一具，酒洗，去红水，蒸熟，为末　败龟板酥炙，五钱

又方有鹿茸五钱。

上共为末，每服五分或一钱，气虚用保元汤下。

血虚用芎、归、紫草，煎汤下。

（六十一）**异功散**　此方调顺阴阳，善救表里，凡痘灰白痒塌皮寒战，泄泻腹胀，并宜服之，非寒不可轻用。

人参　白术　茯苓　当归　陈皮　半夏　厚朴　木香　丁香　肉果　附子　官桂

上加姜、枣，水煎服。

---

① 血：原作"水"，疑误，据文义改。

（六十二）**内助丹**

黄芪酒炒 人参酒炒 白术 茯苓 当归 陈皮 半夏 厚朴 肉桂 山楂

上加姜三，枣一，糯米五十粒，水煎。如不食，加乳一杯。痒甚，加大附子。寒战不止，加附子、防风。渴加麦门冬。泄加猪苓、泽泻，不止，加诃子、豆蔻。

（六十三）**助阳丹** 治痘痒塌不起，根窠不红。

黄芪酒炒,一钱 人参酒炒,一钱 甘草三分 川芎 当归酒洗 白芍酒炒,各一钱 红花五分 陈皮八分 官桂二分

上加姜、枣，水煎，如食，加山楂、厚朴各五分，余加同前。

（六十四）**回生起死丹** 治痘灰白，不食，寒气逆上，呕吐腹胀，痛泄清水，手足俱冷。

丁香九枚 干姜一钱

上用水煎，热服，被盖片时，令脾胃温暖，阴退阳回，痘白红活矣。

（六十五）**理中汤** 治寒泻便清，不渴而呕，首尾可用。

人参 白术 甘草 干姜

上各等份，加姜、枣，水煎服。

附子理中汤 治阴寒手足厥冷，腹胀自利，即前方加附子三片。

（六十六）**治中散** 治虚寒泻利，不进饮食。

黄芪 人参 白茯 白术 川芎 当归 肉桂各五钱 肉果面包煨熟,去面,切片,以绵纸包,打去油,五钱 丁香一钱五分 木香三钱

上为细末，每五岁儿用五分，好热酒调下，衣被盖暖，少顷痘自变红而起。

（六十七）**和中汤**　治虚呕不止，即镇胃止吐汤，即本方去人参。

人参五分　白术七分　白茯五分　甘草五分　陈皮一钱　半夏八分　藿香一钱　砂仁一钱

上姜水煎服。

（六十八）**苏发散**　治初热伤风，伤食呕吐。

紫苏叶　陈皮　半夏　苍术　厚朴　甘草　白茯苓　羌活　枳壳　神曲

上各等份，姜水煎服。

（六十九）**藿香正气散**　治初热干呕。

藿香　紫苏　大腹皮　陈皮　桔梗　甘草　茯苓　半夏　厚朴　白芷

上加姜、枣，煎服。

人参五分　白术七分　白茯五分　甘草五分　陈皮一钱　半夏八分　藿香一钱　砂仁一钱

上姜水煎服。

（七十）**加味平胃散**　治虚寒呕吐不止。

陈皮　苍术　厚朴　甘草　藿香　砂仁　又加小茴香炒

上姜水煎服。

（七十一）**藿香安胃散**　治胃弱不食，呕吐恶心。

藿香一钱五分　人参一钱五分　陈皮一钱五分　丁香五分

上水煎服。

（七十二）**丁附治中汤**　治伤食物，致心腹疼痛而呕哕不止。

人参五分　白术　干姜　陈皮　青皮　丁香各一钱　甘草炙，三分　附子三片上用姜三，枣二，水煎服。

（七十三）**定痛散**　治伤寒肚痛或冷气可服。

神曲一钱　山楂二钱　香附一钱　良姜　当归　甘草各五分

如手足冷，加附子三分。

上用姜三，枣二，水煎服。

（七十四）**桂枝芍药汤**　治腹痛。

桂枝　甘草各一钱　芍药二钱

上加姜三，枣三，水煎服。

（七十五）**黄连汤**　治热毒在胃中，致腹痛，其时欲呕吐，此药能升降阴阳。

黄连　甘草炙　干姜　桂枝各二钱　半夏汤泡　人参各八分

上用枣二枚，水煎服。

（七十六）**益黄散**　治胃冷呕吐而利。

陈皮　青皮各二钱　丁香五分　木香三分　诃子七分

一方无木香，有豆蔻一钱。

上用水煎服。

（七十七）**人参养胃汤**　补脾进食。

人参一钱　白术　陈皮　神曲各一钱五分　茯苓　甘草八分

水煎服。

（七十八）**七珍散**　调胃进食。

人参　黄芪　茯苓　山药　扁豆各一钱　白术二钱　甘草七分

上加粟米一撮，姜二，枣三，水煎服。

（七十九）**白术调元散**　即参苓白术散，治胃虚不进饮食或兼吐泻。

人参　白术　茯苓　甘草炙　白扁豆炒　莲肉去心　山药炒。

各一钱五分　桔梗八分　薏苡仁八分　砂仁七分

上为末，每服一钱，或五六分，红枣煎汤下，或姜汤下。

（八十）**坚肠汤**　治痘作泻不止。

黄芪一钱　白术一钱　山楂七分　川芎五分　陈皮五分　升麻三分　肉果煨过，去油，一钱

上加牙枣三枚，水煎服。

（八十一）**豆蔻丸**　治痘灰白泄泻清水不止。又方只有白龙骨、诃子、肉果三味。

木香　砂仁　白龙骨　诃子肉各五钱　赤石脂　枯矾各七钱五分　肉果面包煨，五钱

上为末，面糊丸如黍米大，每服三十丸，米饮送下。

（八十二）**黄连解毒汤**　治脏毒诸热，伏火积热。

黄连　黄芩　黄柏　栀子

上各等份，水煎服。

（八十三）**犀角地黄汤**　治诸失血。

犀角　芍药　生地　牡丹皮

上三味等份，煎熟，犀角磨汁入服无犀角以升麻代之。

（八十四）**加味犀角饮**　治痘已出，未能匀遍，壮热心烦，口舌疮。

犀角另磨　牛子　荆芥　甘草　防风　升麻　桔梗　麦门冬
上用水煎服。

（八十五）**二宝散**　治痘紫色，发热，鼻衄，小便如血，口渴乱语。

犀角　玳瑁

上二味，磨水顿服，即愈。

（八十六）**斩关散**　治痘紫色，发热，鼻血不止。

生地五分　升麻三分　牡丹皮五分　黄芩五分　茅根三分　藕

节一钱　绿豆四十九粒

上用水煎服。

（八十七）**栀子仁汤**　治烦躁谵语，惊狂发斑。

栀子二钱　黄芩　石膏各二钱　知母一钱五分　杏杜一钱五分
大青　柴胡　豆豉各一钱　升麻八分　赤芍一钱　甘草五分

上水煎服。

（八十八）**人参白虎汤**　暑盛烦渴，痘出不快，又解麻豆斑疱等热毒。

人参五分　石膏四钱　知母一钱五分　甘草炙，三分

上加粳米一撮，水煎服。本方去人参，即白虎汤。

（八十九）**竹叶石膏汤**　治痘不恶寒，壮热烦渴，小便赤涩。

石膏　知母　甘草　麦门冬　淡竹叶

上水煎服。

（九十）**麦门冬汤**　治斑疹，烦渴吐泻，及靥后余热。

麦门冬　人参　甘葛　赤芍　赤茯苓　升麻各一钱　甘草
五分　石膏三钱

上水煎服。

（九十一）**生脉散**　止烦渴，首尾通用。

人参　五味子　麦门冬

上水煎，当茶服。

（九十二）**参苓白术散**　治痘靥未靥，身热不退，烦渴不止，此药极能清神生津。

人参　白术　白茯　甘草　干葛　木香　藿香　麦门冬

上各等份，水煎服。

（九十三）**柴胡麦门冬汤**　治痘壮热，经日不退。

柴胡　麦门冬　甘草　人参　玄参　龙胆草

一方无参。

上水煎服，热退即住。

（九十四）**小柴胡汤**

柴胡　人参　黄芩　半夏　甘草

上加姜、枣，水煎服。

（九十五）**柴苓汤**

即小柴胡合四苓散。

（九十六）**五苓散**　分阴阳，利水道。

白术　赤茯　猪苓　泽泻　肉桂

上加姜三片，水煎服。

（九十七）**四苓散**　即前方去肉桂。

（九十八）**辰砂五苓散**　治小便赤涩作泻，发躁谵语。

即前方加辰砂。

上前四味，加灯心一块，水煎，入朱砂五分，搅服。

（九十九）**导赤饮**　治小便赤，烦渴发惊。

生地　木通　甘草　人参　麦门冬

上各等份，水煎服。

（一百）**八正散**　治小便秘。

赤茯　贝母　木通　滑石　萹蓄　车前　栀子　甘草

上各等份，水煎服。

（一百一）**滑利散**　治小便不通，淋沥亦可用。

木通六分　赤茯一钱　泽泻一钱

上加灯心二十引经，水煎服。

（一百二）**前胡枳壳汤**　治痘欲回未回，壮热不退，痰实烦闷，大便坚实，卧则喘气。

前胡五钱　枳壳　甘草　赤茯　大黄各五分

上为一贴，水煎，不拘时服。

（一百三）**枳壳散**　治痘热蒸于脾，腹胀，大便秘。

枳壳三钱　生地七分　紫草一钱　大黄二钱

上用水煎服。

（一百四）**凉膈散**　治上膈积热，口舌生疮，烦渴。

连翘　薄荷　黄芩　栀子　甘草　大黄　朴硝

上各等份，水煎，如痰火嗽，加桔梗、淡竹叶，蜜一匙。

（一百五）**四顺饮**　治大便秘。

大黄同煎　当归　芍药　甘草

上各等份，水煎服。

（一百六）**通幽散**　治大便秘结。

当归　红花　生地　熟地　桃仁　升麻　甘草　麻子

上水煎服。

（一百七）**通肠散**　治大便秘结。

枳壳二钱　芝麻三钱　当归二钱　大黄二钱

上水煎，加牛膝五分。

（一百八）**大柴胡汤**　治身热大便秘。

柴胡　芍药　枳壳　黄芩　大黄各二钱

上水煎服。

（一百九）**承气汤**　治大便秘。

大黄　枳实　芒硝各三钱　厚朴二钱

上水煎服。

（一百一十）**宣风散**　治腹胀，大便秘，烦热。

槟榔　陈皮各二钱　甘草一钱　牵牛头、末，一钱

上为细末，蜜水下，壮者一钱，幼者五分。

（一百一十一）**紫霜丸**

杏仁五十粒，去皮，炙　赤石脂一两，另研　巴豆三十粒，去膜、油

代赭石醋煅碎，一两，研

上各为细末，和匀，汤浸，蒸饼为丸如黍米大，三岁以下二三丸，八岁以上十数丸，米饮或乳汁送下。

（一百一十二）**蜜导法**　熬蜜法：火不及则软，太过则焦，务要得中。

用蜜二三合，于铜器中微火熬，不住手搅，勿令焦，滴于冷水中，成珠不粘手为度，倾入冷石上，将牙皂末入内，拌匀捻，令头锐如枣核样，长一寸许，大人长寸半，放在冷水待硬，然后用油摸过，托入谷道中，其蜜欲软，再入冷水即硬。

（一百一十三）**葱白汤**　头疼。

连须葱白　生姜不拘多少

水煎带温服。

（一百一十四）**黄芪汤**　治身体痛。

黄芪　白芍各二钱　桂枝　甘草各一钱

上加姜、葱，水煎服。

（一百一十五）**羌活当归汤**　治腰背痛，初热时用。

羌活　当归　独活各一钱　柴胡一钱五分　防风一钱　桂皮七分
川芎　黄柏各一钱　桃仁　红花各八分

上用好酒煎服更妙。又方治腰痛，有汉防己、苍术。

（一百一十六）**如神汤**　治腰痛。

上各等份，为末，酒下二三钱。

（一百一十七）**当归六黄汤**　治自汗、盗汗。

当归　黄芪　黄芩　黄连　黄柏　生地　熟地

上各等份，水煎。

（一百一十八）**二陈汤**　治痰涎。

陈皮　茯苓　半夏　甘草

上各等份，水煎。

（一百一十九）**半夏生姜汤**　治嗳气。

半夏　生姜

上等份，水煎服。

（一百二）**黄芩半夏汤**　治干呕而利。

黄芩二钱　半夏　甘草各一钱　芍药二钱

上用姜一钱，枣三个，水煎服。

（一百二十一）**葛根黄芩汤**　治喘而有汗。

干葛　黄芩各二钱　黄连　芍药　石膏各一钱　五味子七分

甘草五分

上用水煎服。

（一百二十二）**五味子汤**　治喘促而厥。

五味子一钱五分　人参一钱　麦门冬　杏仁各二钱

上加姜三片，枣三枚，水煎服。

（一百二十三）**独活消痰饮**

陈皮四分　桔梗七分　贝母三分　甘草五分　白芍八分　五味

子四粒　石菖蒲五分　玄参三分

上用姜水煎服。

（一百二十四）**清肺饮**　治咽干声哑。

麻黄一钱五分　麦门冬二钱　知母　天花粉　荆芥各一钱　诃

子　菖蒲各八分　桔梗二钱

上入竹沥，姜汁服。

（一百二十五）**天花散**　治痘后失音。

天花粉　桔梗　白茯　诃子　石菖蒲　甘草

上各等份，用竹叶七片，黄荆茎一寸，水煎服。

（一百二十六）**补肺散** 治痘未出声哑。

阿胶蛤粉炒成珠，一钱五分 牛子炒三分 杏仁泡去皮、尖，三粒 甘草二分五厘 马兜铃 黄芪各五分 糯米炒，一钱

上分二服，水煎，食后时时咽之。

（一百二十七）**甘桔汤** 治痘咽膈不利或痛。

甘草 桔梗

上水煎服。

（一百二十八）**利咽解毒汤** 治痘咽喉疼痛，首尾用。

山豆根一钱 麦门冬一钱 牛子炒，七分 玄参七分 桔梗七分 防风五分 甘草二分

上加绿豆四十九粒，水煎服。

（一百二十九）**三黄熟艾汤** 治痘后咽塞喉痹。

黄连 黄芩 黄柏 艾叶

上各等份，用水酒煎服。

（一百三十）**甘露饮** 治牙根肿痛，腐烂，口臭，牙疳，去血，又治喉舌生疮。

天门冬 麦门冬 生地 熟地 黄芩 枳壳 石斛 茵陈 枇杷叶炙，去毛 甘草

上各等份，水煎，温凉随意服。

（一百三十一）**玉锁匙** 点咽，骨肿痛，或垂下，及喉舌强硬。

硼砂一钱 朴硝五分 僵蚕一条 片脑半分

上为末，以竹管吹之。

（一百三十二）**吹口丹** 治口疳。

黄连 青黛 儿茶 片脑

上为细末，吹之。

（一百三十三）**赴筵散**　治口疮，神效。

薄荷　黄柏

上等份，入青黛些许，搽之。

（一百三十四）**牙疳方**　治痘后余毒攻牙，根腐生疳，内服甘露饮，忌油腻、鸡、鱼，发毒热物。

人中白三钱　枯矾二钱　盐梅七个,煅存性　麝香二分　白磁子衣烧灰,一钱　粪缸蛆洗净,焙干,二钱,即五谷虫

上为末，先将老茶叶、葱根煎汤，洗去腐黑肉，须见鲜血，乃用干末掺之。

（一百三十五）**搽牙散**　治痘后余毒攻牙生疳，一日烂进一分，急用此方搽之。

铜绿雄黄是古方，五倍枯矾和入良。白褐乌梅同火煅，细辛研末共胡黄。

（一百三十六）**钩藤汤**　治痘后口噤，僵直，腹痛绕脐。

钩藤　红花　木香　川芎　当归　白芍　甘草　白术　青皮　黄连　官桂　生姜

上各等份，水煎，不拘时服。

（一百三十七）**红绵散**　治痘感风发热惊搐。

全蝎炒　天麻　麻黄　蝉蜕　薄荷　甘草　紫草　荆芥

上各等份，加葱白三茎，水煎服。

（一百三十八）**消风散**　治痰盛惊搐，谵语强急，口张，目直视。

羌活　独活　僵蚕　藿香　枳壳　防风　天麻　地骨皮　蝉蜕各八分　前胡一钱五分　柴胡　黄芩　天花粉　桔梗　茯苓　荆芥　紫草　牛子各一钱　人参　川芎各七分　甘草四分

上加姜、枣，水煎服。

（一百三十九）**瓜蒌散** 治痘热极生风，惊搐。

瓜蒌根二钱　白甘遂即僵蚕，一钱

上慢火同炒焦黄，为末，每服二分半，薄荷汤调下。

（一百四十）**抱龙丸** 治痘惊搐，痰诞，喉响气喘。

南星去皮、脐，为末，水浸，春秋五日，夏二日，晒干用，新取者制，二两，胆星尤好　天竹黄五钱　雄黄二钱　朱砂三钱　麝香三分

上为末，煎甘草汁，打糊为丸如皂角子大，灯心薄荷汤送下。

（一百四十一）**蟾酥丸** 治痘不起发，顶陷，一切惊风，并皆治之。

蟾酥一分　牛黄三分　人牙一个　雄黄三分　珍珠三分　朱砂五分

治惊加全蝎、僵蚕。

上为细末，乳汁丸，如黍米大，每服七丸，人参汤下。

（一百四十二）**粉红丸** 治痘后癫痫证。

朱砂　天南星　天竹黄　坯子胭脂各一钱　冰片二分

上煎牛膝汁，丸如龙眼核大，每服一丸，砂糖温水化下。

（一百四十三）**保命丹** 治一切惊风发热。

天麻　郁金　全蝎去钩，各五钱　防风　甘草　白附子炒　僵蚕姜汁炒　青黛　薄荷　南星照下制　大半夏去皮、尖，火炒，用白滚水浸，晒干，又用姜汁浸，晒干，再炒　麝香少许　朱砂五钱，为衣

一方有牛黄、蝉蜕、茯神、桔梗、钩藤。

上为细末，炼蜜为丸如芡实大，每服一丸，灯心薄荷汤送下。

（一百四十四）**解毒牛黄丸** 治痘后余毒，或攻眼，或喉痛

牙疳，痰壅惊搐等证。

郁金一钱　牛黄一钱　杏仁十四个　巴豆五分，去油

上为末，丸如梧桐子大，每服一丸，薄荷或荆芥煎汤下。

（一百四十五）**参附汤**　治痘后发疯，手足麻木，无汗。

人参　附子　防风　羌活　麻黄

上用葱水煎服。

（一百四十六）**芪附汤**　治痘后发疯，手足难动，常出汗。

黄芪　附子　当归　防风　全蝎

上用水煎服。

（一百四十七）**麻黄散**　治痘干枯倒靥黑陷。

麻黄去节，半两

上一味，蜜拌炒良久，水半升，煎沸去沫，再煎去三分之一，乘热尽服，谨避风寒，其疮复起。

（一百四十八）**白花蛇散**　治痘黑陷。

白花蛇一两，炙　大丁香三十粒

上共为末，每服二分半，热酒下，神妙。

（一百四十九）**独参汤**　治痘痒塌。

白花蛇一两，焙

上为末，每服一字，人参一钱，煎汤下。

（一百五十）**蝉花散**　治痘发热发痒抓破。一方加白芷。

蝉蜕一两　地骨皮一两

上为末，每服二三匙，白酒下二三次。

（一百五十一）**回浆散**　治痘不收浆结靥。

何首乌　白芍　黄芪　人参　甘草　白术　白茯

上用姜水煎服。

（一百五十二）**象牙散**　治同前。

人参　黄芪　白术各一钱　甘草七分　茯苓一钱五分　何首乌一个

上加糯米一撮，枣二枚，水煎送下牙末一钱。

（一百五十三）**薤白汤**　治痘下痢脓血身热。

薤白　豆豉　栀子

上用水煎服。

（一百五十四）**胃风汤**　治痘下痢脓血。

人参　白术　茯苓　官桂　川芎　当归　芍药

上加粟末一百粒，水煎。

（一百五十五）**阿胶驻车丸**　治痘后下痢脓血并肠垢。

当归二两　黄连四两　干姜炮，一两五钱

上三味，为末，阿胶二两，炒成珠，醋煮膏，和末，药丸如梧桐子大，每服二十丸，食前，米饮下，日三服，小儿研化。

（一百五十六）**黄连阿胶丸**　治热甚下痢不止，后有豆蔻香连丸可用。

黄连二两　阿胶炒珠，一两

上以黄连、茯苓同为末，用水调阿胶末，捣，和为丸如梧桐子大，服同前。

（一百五十七）**玄参升麻汤**　治温毒发斑。

玄参　升麻　甘草

上用水煎服。

（一百五十八）**阳毒升麻汤**　治面赤狂言烦躁，腰背疼，下利，脉浮，喉痛。

升麻五钱　犀角　射干　黄芩　人参　甘草各二钱五分

上用水煎服。

（一百五十九）**阴毒升麻汤**　治阴斑。

升麻　川归　川椒　鳖甲　雄黄　甘草

上为末，每服三钱，水煎服。

（一百六十）**人参败毒散**　治余毒发痈肿。

人参　赤茯苓　羌活　独活　前胡　薄荷　柴胡　枳壳　川芎　桔梗各等份　甘草减半　牛蒡子

加防风、荆芥即荆防败毒散。又加连翘、金银花。头上加升麻、白芷。上身加倍加桔梗。手上加薄桂。腰间加杜仲。腿脚加牛膝、木瓜。

（一百六十一）**消毒饮**　治痘后一切疮毒壅肿。

防风　荆芥　甘草　牛子

上用水煎服。

（一百六十二）**活血解毒汤**　治余毒。

防风　荆芥　生地　赤芍　当归　连翘　黄连　牛子　紫草　甘草　苍术　薄荷　川芎　木通

上各等份，水煎服。

（一百六十三）**解毒散**　治痘发肿者，此为痘母，若先发者吉后，发者十有九死。

忍冬藤半斤　甘草一两　木通　防风　荆芥　连翘　牛子各二钱

上共春碎，用水一钟，酒一钟，煎服。泄加诃子、豆蔻。疮红者，血热也，加炒黄芩、芍药。疮痒者，加归身、生地，或加何首乌。疮痛加赤芍。外用蚤休磨涂患处。

（一百六十四）**解毒防风汤**　治痘七日后热甚者，服此以和之。

防风一钱　黄芪　枳壳　荆芥穗　白芍　地骨皮　牛子炒，各五分上用水煎服。

（一百六十五）**大连翘饮**　治痘后一切发热赤肿痛毒。

连翘　防风　荆芥　牛子　当归　柴胡　黄芩　栀子　蝉蜕　赤芍　木通　车前子　滑石　甘草

上各等份，姜水煎服。

（一百六十六）**四圣膏**　治痘疔挑破，以此点入。

七粒珍珠火上烧，碗豆七七锅内炒。男发不拘灰多少，加入胭脂真个好。

（一百六十七）**二圣散**　治同前。

雄黄三钱　紫草三钱

上共研末，用油胭脂调入。

（一百六十八）**赵氏敷药方**　治靥后痘疔溃烂成坑，内见筋骨，用此敷之。

赤石脂一钱，生用　伏龙肝一钱　蜜陀僧二钱，飞过　轻粉一钱　黄丹飞过，炒八分　发灰五分　黄柏末一钱　乳香三分　没药三分　杭粉煅过，一钱　血竭一钱　冰片三厘

有臭气加阿魏三四分。

上共为细末，用绵纸筛过，敷之，外用膏药贴。内服人参败毒散加穿山甲、蝉蜕、僵蚕、连翘。

（一百六十九）**金华散**　治痘后肥疮疥癣等疮，此药能收水凉肌解毒。

黄丹　黄柏　黄芪　黄连　大黄　轻粉　麝香

上为末，疮湿干掺燥用，腊猪油熬化调。

（一百七十）**必胜膏**　治肿毒。

马齿苋杵汁　猪膏脂　石蜜

上三味熬膏，涂肿处即消。

（一百七十一）三豆散

痘后痈毒初起红肿，用黑、绿、赤三豆以醋浸，研浆，时时以鹅翎刷之，随手可退。

（一百七十二）**败草散**　治斑烂流水不止。

烂茅杆 不拘多少

上取多年盖屋盖墙者，此草经露风霜，感天地阴阳之气，善解疮毒，其功不能尽述，取来晒干，或焙干，为极细末，敷疮上，或摊在席上，令儿坐卧，神效。

又方

荔枝壳微烧存性。草纸烧灰存性。多年陈茅草。

上三味，共为细末，或搽，或掺，自收水生痂。

又方

黄豆壳烧灰为末，掺之，如痘风癣，以豆壳煎汤洗。

（一百七十三）**生肌散**　治热毒疮烂不收，并疳蚀不敛。

地骨皮　黄连　黄柏　倍子　甘草　枯矾

上共为细末，掺之。

（一百七十四）**绵茧散**　治烂疮，治身肢节上疳蚀疮，脓水不绝。

出蛾茧不拘多少，将生明矾末入内填满，烧令汁尽成灰，为末，掺之。

（一百七十五）**秘传茶叶方**　治痘满身无皮，脓水流出不能抱者。

茶叶要多拣去粗梗，入水一煮，取起再拣去梗，湿铺于床上，用草纸隔一层，令儿睡上，一夜则脓水皆干。

（一百七十六）**乳香韶粉散**　治疮痂欲落不落，用此薄涂，当减瘢痕，又治热痘疯，遍身脓水不绝。

乳香末，三钱　韶粉一两　轻粉一钱

上共为末，猪油拌如膏，用鹅翎敷上。

（一百七十七）**洗肝散**　治痘毒攻眼障肿，血缕遮睛。

川芎　归尾　防风　羌活　薄荷　栀子　甘草

上各等份，水煎，食后服。如睛痛昏暗，加石膏、谷精草、绿豆皮。上翳膜加蝉蜕、白蒺藜。热实便秘加芩、连、大黄。

（一百七十八）**地黄散**　治痘毒入眼，肿痛赤脉，或白膜遮睛。

熟地焙干　当归焙干　防风　蝉蜕洗去土　羌活　白蒺藜炒，去刺　谷精草　木贼各一钱　玄参五分　沙苑蒺藜去刺，一钱　犀角末一钱　黄连　大黄　甘草炙　木通各一钱五分

上为细末，小儿每服二分半，大人五分，煎羊肝汤，食后调服，日三服，夜一服，忌口将息。

（一百七十九）**拨云散**　治痘毒入眼生翳。

防风　甘草　羌活　黄芩　黄连　菊花　白芷　荆芥　龙胆草　石膏　川芎　大黄　石决明　草决明

上研末，蜜水调下。

（一百八十）**密蒙花散**　治痘入目，翳膜遮睛。

密蒙花　菊花　石决明　蒺藜　木贼　羌活

上为末，每服三钱，茶清调下。

（一百八十一）**羌活菊花散**　治眼羞明怕日或有翳。

羌活　菊花　龙胆草　谷精草　荆芥　薄荷　木通　栀子　连翘　赤芍　生地　蔓荆子　防风　黄芩　黄连

上灯心水煎服。有翳加石决明、草决明、白蒺藜。点用青果核，年久者井水磨点，又用桑树内细嫩皮，井水浸，烂捣丸，瓦罐盛之，遇热毒攻眼，点之即效。

（一百八十二）**龙胆草散**　治痘入眼或生障。

龙胆草五分　菊花　蒺藜炒，去刺　白芷各三分　防风　黄连各二分　蝉蜕去土　木贼去节　栀子各一分

上水煎服。

（一百八十三）**兔粪散**　治痘入眼。

兔粪一合，炒黄色

上用蝉蜕、木通、甘草煎汤顿服。

（一百八十四）**兔粪丸**　治痘入眼或生翳障。

兔粪四两，炒　石决明用七孔者，火炙，一两　草决明一两　木贼去节，一两　白芍一两　当归酒浸，五钱　防风去芦，一两　谷精草二钱

上为末，炼蜜丸如绿豆大，每服数十丸，荆芥汤下。

又方用兔粪焙干为末，蜜丸如豆大，每服二三十丸，酒下。

（一百八十五）**吹耳丹**　一方加雄黄、麝香少许吹，服用石燕子一对，槟榔一对，二味磨水常服。吹药只可用一二次。

轻粉　黄丹

上为末，左眼翳吹右耳，右如之。

（一百八十六）**木鳖膏**　治眼有翳。

木鳖一个

为末，将鸡子取一小孔，入药在内，饭上蒸熟，令儿食之。如此服数枚即退，大人不可服。

（一百八十七）**罩胎散**　治妊妇出痘。

川芎　川归　白芍　人参　白术　赤茯　甘草　柴胡　条芩　防风　荆芥　白芷　干葛　砂仁　紫草　阿胶　桔梗

一方有陈皮、枳壳。火热加郁金。

上加糯米，水煎服。

（一百八十八）**安胎散**

川芎　当归　白芍　人参　白术　白茯　甘草　黄芩　陈皮　紫苏　砂仁炒　阿胶珠　香附米　或加艾叶紫草

上各等份，加姜、枣，水煎温服。

（一百八十九）**安胎饮**

大腹皮酒洗　人参　陈皮　白茯　白芍　紫苏　砂仁　香附　甘草

上加灯心、糯米，水煎服。胎漏加阿胶珠、百草霜。本方有芎、归、白术。

（一百九十）**安胎独圣散**　胎动服此，服后觉胎热则安矣。

砂仁连壳，慢火炒，去壳，为末，每服半匙，热酒调下

又用苎麻根，捣烂敷脐好。用伏龙肝，井水调敷亦好。

（一百九十一）**柳花散**　治室女发热经行。

柳花五七钱　紫草一两一钱　升麻九钱　归身七钱半

上共为末，每服七钱，葡萄煎汤调下。

（一百九十二）**辟秽丹**

苍术倍　甘松　细辛　乳香　芫荽

上共为粗末，文火焚之。今俗以黄茶烧烟熏之最好。

（一百九十三）**秘传返灵丹**　治灰白顶陷，烦渴吐泻，七日起至十二日止皆可服此方，神妙。

天灵盖初生者或三五岁者为止，于长流水洗净，二两，再将米泔水洗，吹干　上好朱砂二两，同灵盖共入绢袋，悬胎听用，诸药渐渐煮　人参二两，切碎　山楂肉二两　黄芪四两　白术二两　川芎四两　当归四两　青皮一两　麦门冬去心，二两　紫草二两。以上各用陈酒一斤或二斤，量药多寡，渐渐煮干　荔枝壳二两　陈皮二两　大附子八钱　肉果面包煨，三钱　糯米四两，各用水煮干　红花一两，酒水各半，煮干　甘草八钱，连皮炙过

丁香五钱，俱老米汤煮　奶乳二碗，渐渐煮干　童便男女各二碗，煮干　官桂水浸一宿，去桂，又用一两浸一宿，取起。待诸药煮完，用桂水浸，一两

各依等份，渐渐煮之，不可仓卒。多用数日可也。药有神功，日到更好。诸药煮完，取出绢袋，内二物阴干，研细，用兔血为丸如黄豆大，金箔为衣，入瓷器内盛之，黄占封口，埋土中，一七取出，过日开之，每用一丸，加鸡冠血，或酒，或乳，研服之，将被盖取，微汗为度，少时痘自红绽，神效。

（一百九十四）**回生丸**　治黑陷灰白痒塌，但有气皆可救。

天灵盖四两，照前洗　真辰砂二两，如前袋盛煮　川芎二两，井水煮干，以下俱切片　白附子一个，酒煮　黄芪二两　人参二两　牛子二两，微炒　丁香五钱　陈皮二两二钱　甘草一两　官桂五钱　前胡一两二钱。以上各用水煮　白术二两　肉果五个，面煨。各用糯米水煮　阳起石童便煮，无真者不可用，二两

上煮完取起灵药，将陈酒淘洗净，阴干，研细听用。

广木香四钱　红曲四钱，微炒　穿山甲四钱，壁土炒　麝香当门子，五分

上四味，合前灵药，共为细末，和匀，端午日用糯米饭捣兔血为丸如黄豆大，服同前。

（一百九十五）**龙虎丹**　治毒盛气虚，痘不起发，一切紫黑陷伏危证。

天灵盖三钱，洗，炙　穿山甲四钱，炒四足者　辰砂六钱，飞　麝香五分

或加全蝎二钱。

上以麻黄、紫草、升麻、荔枝壳四味煎膏，和炼蜜丸如黄豆大，每服一二丸，酒下。

（一百九十六）二花散

黄腊梅花不拘多少，阴干，听用　麝去毛壳，罐盛，听用　桃花阴干，听用　山楂去子，炒，为末，听用　小丝瓜阴干，为末，听用　陈皮去白，为末，听用　人参去芦，晒干，为末，听用　黄芪蜜炙，为末，听用　甘草去皮，煨，为末，听用　朱砂飞过，为末，听用　紫河车酒洗，去筋，蒸熟，为末，听用　鹿茸去毛，酥炙，为末，听用　穿山甲取足尾上者，酒炒成珠，为末，听用　仙灵脾去四弦刺，酒浸，焙干，为末，听用　人牙火烧，韭菜汁制五七次，为末，听用　天灵盖洗净，酥炙，为末，听用

——痘已出、未出，不起不发，隐在皮肤，并麻证、斑证用。

梅花一两　桃花二钱　丝瓜五钱　朱砂二钱　甘草二钱

上为末，每服五分或三分，参苏汤下。

——痘不问前后，凡黑陷咬牙寒战用。

桃花五钱五分　穿山甲一两　仙灵脾五钱　麝香一钱

上每服五分或三分，咬牙寒战，加人牙二三厘，内托散送下。

——痘不问气血俱虚，或灰白色，或水泡不回浆，不落靥，遍身作痒抓破，或靥后痘疤白，皆用后方。

黄芪二两　人参一两　甘草五钱　紫河车一两　梅花一两半　鹿茸一两　天灵盖一个

上共末，每服五分，或九分，或一钱三分，内托散送下，气实者加山楂、陈皮各五钱。

（一百九十七）胎元散　治痘不起发，不红润者，是血气俱虚，胎元之不足也。谚云：竹破还须竹补，木坏须用木修，人损须是人补。此理虽好，但仁人君子，岂忍为此？姑录以备参考云。

五月堕胎是胎元，干焙将来极细研。气血两虚须用补，酒调和麝服安然。

（一百九十八）**水杨汤** 治痘干克不起者。

水杨柳_{春冬用枝，秋夏用枝，叶生水边，细叶红梗，枝上有圆果，满果有白须散出}

上以杨枝切碎，水煎七八沸，先将一分置盆内，手试不甚热，令患者先服内托之剂，然后浴洗，渐渐添汤，不致太冷。浴洗久许，乃以油捻点灯照之，累累然有起势，起处觉晕晕有系此浆影也。如浆不满，再浴。若弱者只浴头面、手足可也。既不赤体，不厌多洗。灯照如无起势，乃气血败而津液枯矣。

（一百九十九）**黄连杏仁汤** 治痘出，因内热燥，外感咳嗽，及麻证，渐出嗽闷烦躁，呕吐清水，眼赤，咽喉口舌生疮。

黄连_{酒炒} 陈皮_{去白} 杏仁_{去皮、尖} 麻黄_{去节} 枳壳_{麸炒} 葛根

上姜水煎服，麻证作泻，加厚朴、甘草。

（二百）**大补汤** 治痘气血两虚。

人参 白术 当归_{酒洗} 川芎 甘草 白芍药_{酒炒} 黄芪 官桂_{去粗皮} 生地_{酒洗} 白茯苓

上各等份，加糯米一撮，水煎。

（二百一）**温胆汤** 治痘血寒疮，色灰惨，血凝不活，腹胁胀满，面青筋缩，呕吐清水，或泻青菜色。

白茯苓 陈皮 半夏_{汤泡，七次} 甘草 枳壳_{麸炒} 竹茹_{一团}

上各等份，姜枣煎服。

（二百二）**中和汤** 治痘气寒，鼻流清涕，咳嗽恶风自汗，身体战栗，疮色惨白。

人参 黄芪 厚朴_{姜汁炙，去粗皮} 白芷 川芎 当归_{酒洗}

甘草　桔梗　白芍　肉桂_{去粗皮}　防风_{去芦}　藿香_{去土}

上各等份，水、酒各半盏，姜、枣煎服。

（二百三）**陈氏木香散**　治症同前。

木香_{临时磨服}　大腹皮_{黑豆汁洗净用}　人参_{俱三钱}　赤茯苓　前胡　青皮_{去瓤，炒}　半夏_{汤泡，七次}　丁香　诃子肉　甘草_{俱二钱半}　桂心_{一钱半}

上为粗末，每服三钱，姜、枣水煎，随儿大小加减。

（二百四）**泻肺散**　治痘气热，鼻中干燥，皮毛枯槁，咳嗽，疮色焦紫，即泻白散。

桑白皮_{蜜炙，去粗皮}　地骨皮_{去土、梗，洗}　甘草各等份

上加淡竹叶二十片，灯心水煎服，或为末，亦可。

（二百五）**清肺饮**　治症同前。

麦门冬_{去心}　桔梗_{各二钱}　知母_{一钱}　荆芥穗_{一钱}　天花粉_{一钱}　石菖蒲_{九节者佳}　诃子肉_{各八分}

上水煎服。

（二百六）**双解散**　治痘表寒，疮不起发，身发寒惨，咳嗽恶风自汗，时作战栗。

防风　羌活　白芷　苏梗　陈皮　独活　柴胡　麻黄　甘草　香附　川芎

上各等份，姜水煎服。

（二百七）**百解散**　治痘表热疮焦紫不起，发热往来，如羽拂体。

升麻　白芍　甘草　葛根　麻黄　薄桂　黄芩　川芎　白芷

上各等份，水煎服。

（二百八）**参苓白术散**　治痘出，里寒，饮食少进，大便泄泻，小便清白，神气倦，口鼻气冷，疮不起发。

人参 白术去芦，土炒 白茯苓去皮 干山药 莲肉去心 桔梗 薏苡仁 藿香去土 砂仁 甘草

上随意加减，水煎服，为末，用米饮调服，亦可。

（二百九）**平和汤** 治痘出被诸秽所触，此药大能解风邪秽毒之气，又能顺表里，和阴阳，万举万全，实不传之妙也。

人参 当归酒洗 防风 白芷 肉桂去粗皮 桔梗 白芍 沉香 檀香 乳香 藿香 紫苏 黄芪 甘草

上各等份，剉细，用酒四两，和匀，晒干。

（二百一十）**神功清毒保婴丹** 每岁春分、秋分日，服药一丸，能预消痘毒，若服三年六次，毒尽消减，痘必无虞矣。

缠豆藤一两五钱，其藤八月间附毛豆梗上，缠绕细红丝者是，采取阴干，妙在此药为主 山楂肉一两 新升麻七钱五分 生地一两 川独活二钱 牛蒡子一两，纸炒 甘草五钱 黑豆三十粒 赤豆七十粒 当归酒洗，五钱 赤芍五钱 连翘去枝、梗，七钱 桔梗五钱 辰砂五钱，水飞过用 黄连五钱，酒炒 防风 荆芥各五钱 苦丝瓜长五寸，隔年经霜者妙，烧灰存性，二个

上各为极细末，和匀，净，砂糖拌，丸如李核大，每服一丸，甘草汤化下。诸药预先精办，遇春分、秋分，或上元、中元日，修合预在精诚，忌孝妇人、猫犬见之。合时向太阳祝药。祝曰：神仙妙药，体合自然，婴孩吞服，天地齐年，吾奉太上老君急急如律令。救一口气念七遍妙。

（二百一十一）**代天宣化丸** 即韩氏五瘟丹加减也。

人中黄属土，甲、巳年为君 黄芩属金，乙、庚年为君 黄柏属水，丙、辛年为君 黄连属火，戊、癸年为君 栀子属木，丁、壬年为君 苦参佐 荆芥穗佐 防风去芦，佐 连翘去心，酒洗，佐 山豆根佐 牛蒡子酒淘，炒，佐 紫苏叶佐

先视其年所属，取其药以为君，其余主岁者为臣。为君者倍之，为臣者半之，为佐者如臣四分之三。于冬至日修合，为末，取雪水，煮升麻，和竹沥，调神曲，为丸，外以辰砂雄黄为衣，每用竹叶汤下。○制人中黄法：取大甘草，不拘多少，用新竹一节，纳甘草于中，紧塞，无节空处，放屎缸中，浸七七四十九日，取出晒干，听用。

（二百一十二）龙凤膏

地龙即蚯蚓，一条，细小红活白颈者佳　　乌鸡卵一个

上以鸡卵开一小窍，入地龙在内，夹皮纸糊其窍，饭上蒸熟，去地龙，与儿食之，每岁立春日食一枚，终身不出痘疮。觉邻里有此症，行食一二枚，亦妙。或云春分日亦可食。

（二百一十三）稀痘仙方

牛贡一钱　　蟾酥三分　　朱砂七分　　丝瓜蒂近蒂取五寸，烧存性，五钱

上共末，一岁儿服一分，用砂糖调下。

（二百一十四）兔红丸

朱砂　　甘草　　六安茶

上各等份，研细末，候腊八日午时，取生兔血，将前二味和合成丸如梧桐子大，逢三、六、九与儿食之，可免痘。

（二百一十五）鼠肉方

取雄鼠肥大者，去皮毛、肠秽，用盐醋、烂煮，与儿食之。痘出稀少，切不可使儿闻见，亦不可对言此肉，但只可自设法取用，不可与他人取讨，买来者恐有毒药死鼠，慎之。或只用砂仁，白水煮，不用椒、葱、蒜、韭、薤并油煎等辛辣热物。又云：未食荤时与食尤妙。此屡试屡验者也。

（二百一十六）鲫鱼方

鲫鱼不拘大小，去鳞、肠，不可用水洗，将芫荽切细，略

用盐入鱼腹内，外以草纸包裹，灰火中煨熟，去火气，陆续与儿尝食，甚可解痘毒，但食后鳞、肠、骨刺俱埋之。

（二百一十七）**蛤蟆方**

八月内，取大蛤蟆，去头、皮，用净肉，盐花、香油锅内炸熟，去骨，与食之，十余枚更妙，可免痘疹之虞。

（二百一十八）**四脱丹**

蝉蜕　蛇蜕　凤凰蜕即抱出鸡子壳　神仙蜕即父母爪甲

上四味，各等份，焙，为细末，每服一钱，炼蜜为丸如绿豆。每年除夜服，三年后永不出痘。

（二百一十九）**鸡蛋方**

单养黄雏雌鸡一只，不可与雄鸡一处，及大生蛋七个，照次序圈记，不可写字，好生收藏，切忌蚊虫。买小篾篮七个盛之，用绳照数系细竹棍为记号，置无女人到东厕中。浸十二月，初一日，将头蛋一个浸，初二日，将第二个蛋浸入，初三至初七，将那五，照依每日浸一个到初八日。查看竹棍数，记团斯蛋取，用瓦罐煮熟，空心食之，初九日取第二蛋食之，初十至十四日，每日照数取一蛋食之完。小儿食之，一生无疾患，壮实功效不可言。

（二百二十）**玄菟丹**　本府、郑府尊方。

玄参五两，以木槌打碎，晒干，取末　菟丝子水淘净，晒干，取末，十两

上二味，俱不犯铁器，共一处，用黑砂糖丸如弹子大，每日与儿服三丸，以砂糖汤下，无时。

（二百二十一）**葫芦花汤**　鄞判官方。

八月采葫芦花，不拘多少，阴干，入除夜蒸笼，汤浴，儿或不出痘疮，纵出亦稀疏。

（二百二十二）**苦楝子汤**　巡监赵侍御方。

取苦楝子，不拘多少，煎汤浴，儿或痘疮不出，出亦稀少。

（二百二十三）**乌鱼汤**

十二月三十日黄昏时，将七星大乌鱼一尾，小者一二尾煮汤，将儿遍身浴洗，耳、鼻、口孔各要水到，不可因鱼腥而用清水洗去。时人不信，或留一手，或留一足不洗，遇行痘症，其未洗处偏多，为验也。

以上三洗法，或云随月无拘。

（二百二十四）**三豆汤**　以下诸方俱临时服。

大黑豆解肾经毒，制相火也　赤小豆解心经毒，制君火也　绿豆解阳明经毒，制胃火也

以上各等份，用清水淘净，将甘草浸水，去渣，以甘草水煮豆熟为度，逐日空心，任意饮豆汁，自然不出。此方冬月煮熟，令儿常服亦妙。

（二百二十五）**麻油擦法**　将痘发之时行之。

每夜临卧时，用手中三指蘸麻油擦儿头额顶、背腰、两手腕、两足腕，然后睡，即可以使轻。此亦畅达流通，升脱凝滞之义也。

（二百二十六）**稀痘保婴丹**

缠豆藤阴干，四两　紫草茸四两，酒洗，忌铁器　防风去芦，二两　荆芥穗二两　升麻二两，盐水炒　牛蒡子二两，炒　甘草梢去皮，二两　朱砂三钱　天竺黄一钱二分，真者可用　牛黄一钱二分，一方无牛黄　蟾酥一钱二分　赤豆　黑豆　绿豆各四十九粒

上为细末，外用紫草三两，用水三碗，煎膏半碗，入生砂糖半盏，和匀，将前末药拌捣为丸如赤豆大，用飞过朱砂为厚衣，未出痘之时，浓煎甘草汤，磨一丸服，大人二丸。如已发热，用姜汤磨服，厚盖出汗，稠密者则减，稀少者则散而不出。

已见点甚密，用甘草汤磨服一丸，亦可减轻，或保无虞但小儿不可过服。

（二百二十七）**三花丹**　小儿将出痘之时，用之能稀痘。

　　杏花　桃花　梨花

　　上三花俱取已开、未开、盛开者，阴干，为末，等份。取兔脑为丸，雄黄为衣，用赤小豆、绿豆、黑大豆三豆汤下。

（二百二十八）**六味稀痘饮**　将发痘时预服之。

　　山楂　紫草　牛蒡子各一钱　防风　荆芥各一钱二分　甘草五分

　　上姜三片，水一盏，煎服。

（二百二十九）**轻斑散**　治痘未见点服之。

　　丝瓜近蒂三寸，连皮、子，烧存性，为末　朱砂净，末，五分

　　上二味，共一处和均，用砂糖调下，痘出必稀，多者少，少者无。

（二百三十）**蜜调朱砂丹**　将出时服之，可以稀痘。

　　朱砂不拘多少，为末

　　用磁石成块者同炒三次，至朱砂黑色，去磁石，用朱砂末，每用些少，蜜调服。

（二百三十一）**三酥饼**　解毒稀痘神效，初热表汗用。

　　蟾酥端午日捉蟾，以小蛤蟆眉上押取，听用，每用少许　辰砂将绢囊盛之，用升麻、麻黄、紫草、荔枝壳煮一日夜，就将前药汤飞过，用蟾酥另捻作饼　紫草为细末，用蟾酥另捻作饼　麻黄去节，汤泡过，晒干，为末，用蟾酥另捻作饼

　　上各加麝香少许，另捻作饼，各用瓷器盛之，听用。每遇重痘，须于发热之初，每三岁者，将三饼各取一分或半分，量儿大小加减，热酒化下，被盖出微汗，不能饮酒者，将消毒饮化下尤妙。若痘已出红紫，属热毒者，紫草红花汤或化毒汤，

将辰砂、紫草二饼调下少许解之。又小儿初生，用蜜调辰砂饼一分，以解胎毒，痘出必稀少，皆妙法也。麻黄饼痘出后忌用。

（二百三十二）**朱砂解毒丹**　解毒稀痘神妙。

朱砂上好者，一钱，研末

上以猪粪浸水调均，令儿服之，解一切毒，宜服于将发之时。

（二百三十三）**稀痘如神散**

丝瓜　升麻　芍药酒炒　生甘草　山楂肉　黑豆　赤小豆　犀角用粗器磨取用

上各等份，各为粗散，每服三钱，水一大盏，煎至六分，去滓，不拘时，徐徐温服，量大小加减。

（二百三十四）**预服万灵丹**　痘初发热，一服即轻，百发百中。

升麻小者，三钱　葛根三钱　生甘草五分　紫草茸一两　蝉蜕净者，三钱　僵蚕炒，去丝，三钱　山豆根五钱　全蝎去毒，十个　白附子三钱　连翘去心，三钱　雄黄一钱五分　麝香一钱　蟾酥好酒煮如蜜，一钱

上十二味，为末，用蟾酥丸如皂角子大，每服一丸，紫草汤下。

（二百三十五）**稀痘兽验丹**　此药极消毒气，凶者转吉成祥。

取活兔一只，去皮，用头肉，将盐腌，晒干，加茵陈、连翘各三钱，煮熟取汁，与儿童大小服之。

（二百三十六）**白牛毛散**

纯白牛毛灰五钱，用银碗烧红，化灰　朱砂二钱，研细　丝瓜蒂近蒂五寸，焙干，研，三钱

上方将种作时，以三味和匀，每早辰白汤下，或蜜汤调化一钱服下，即出稀少，但有直正纯白牛毛，无有不效。

（二百三十七）**预防汤**　治痘未出之时，服之稀少，重者转轻，轻者或无。

黄连一钱一分　密蒙花八分　升麻一分　红花子十粒，研　生犀　苦参　鼠粘子研　山豆根各一钱

上咬咀，白水煎服。

（二百三十八）**甘草散**　预服治毒，使痘出不致太盛。

甘草炙

上为末，每日食后，白汤调下五分。

（二百三十九）**消瘟饮**　痘发时预服，多者可少，少者可无。

当归五分　川芎五分　白芍六分　甘草三分　升麻三分　红花子二钱，研细　天花粉三分　荆芥穗三分　防风四分　木通去皮，六分　陈皮五分　青皮三分　黄连姜汁炒，一钱　枸杞五分　桔梗泔水炒，五分

上姜水煎五分，空心服，间三日，再服。

（二百四十）**稀痘丹**　治发热，三日之内红点未见之先壮热头疼，腰腹疼痛，一切热毒盛者，服之解散热毒，出痘稀。

雄黄　朱砂各一钱　冰片二分　麝香一分

上各研匀，取蟾酥为丸如绿豆大，每七岁五丸，纳生葱管内，湿纸包裹，灰火中煨，候纸干取出，用升麻、紫草、防风、荆芥穗、蝉蜕、白芷、牛蒡子、紫苏、葛根、木通、甘草，加灯心三十根，连须葱白五茎，水煎，乘热送下。前丸取汗，则毒自解矣。

（二百四十一）**凉血化毒饮**　治痘初出，头焦黑。

归尾　赤芍　生地　木通　连翘　牛子　红花　紫草　桔
梗　山豆根

上㕮咀，白水煎，调人粪一盅，同服。

（二百四十二）**清金汤**　治口气臭。

知母　黄芩　石膏　桔梗　甘草　天门冬　麦门冬　马兜
铃　木通　山栀　天花粉

上各等份，白水煎服。

（二百四十三）**解毒托里散**　治痘稠密。

桔梗_{去头}　牛蒡子　人中黄　防风　荆芥穗　酒红花　归尾
_{酒洗}　蝉蜕　升麻　干葛　赤芍　连翘_{去枝、梗、心}

上各等份，白水煎烧，入人屎调服。

（二百四十四）**固阳散火汤**　治痘初出，色白皮薄。

人参　黄芪　甘草　当归_{酒洗}　升麻　葛根　荆芥穗　连翘
_{去枝、梗、心}　防风　生地_{酒洗}　木通_{去皮、节}

上㕮咀，白水煎。

（二百四十五）**芎归均气饮**　治痘出如豆壳、蛇皮者，此气
至而血不随也，此汤主之。

当归　川芎　赤芍　麦门冬　人参　防风　荆芥　青
皮　木香　官桂

上姜水煎服。

（二百四十六）**四物快斑汤**　治痘火盛，干燥。

当归_{酒洗}　川芎　赤芍　生地　荆芥穗　牛子　升麻　葛
根　连翘_{去枝、梗、心}　紫草　地骨皮

上各等份，白水煎，入烧人屎服。

（二百四十七）**四君子快斑汤**　治痘气虚淫湿。

人参　黄芪　白术_{土炒}　茯苓_{去皮}　甘草　官桂_{去粗皮}　白

芷　荆芥穗　防风　陈皮　白芍_{酒烧}

上各等份，白水煎服。

（二百四十八）**大补保命汤**　治痘皮嫩易破者。

人参　黄芪　当归_{酒洗}　生地_{酒洗}　川芎　赤芍　牛蒡子　甘草　防风_{去芦}　荆芥穗　连翘_{去枝、梗、心}　官桂_{去粗皮}

上各等份，白水煎，烧入人屎服。

（二百四十九）**平胃快斑汤**　治痘久，阴雨不起发者。

苍术_{泔水浸一宿，去粗皮，炒}　厚朴_{去粗皮，姜汁炒}　甘草_炙　陈皮　防风　羌活　猪苓_{去黑皮}　茯苓_{去皮}

上各等份，白水煎服。

（二百五十）**宽中快斑汤**　治痘伤食，不起发者。

陈皮　半夏_{汤泡，七次}　白术_{土炒}　枳实_{麸炒}　山楂_{去核}　神曲_炒　砂仁　黄连_{去须芦，酒炒}　甘草　厚朴_{去粗皮，姜汁制}　青皮_{去瓤，炒}　连翘_{去枝、梗、心}　木香_{临时磨服}

（二百五十一）**托里快斑汤**　治痘毒不起者。

羌活　防风_{去芦}　牛蒡子　桔梗　升麻　荆芥穗　甘草　连翘_{去枝、梗、心}　葛根

上各等份，白水煎服。

（二百五十二）**补脾快斑汤**　治手足痘不起者。

人参　黄芪　甘草　防风_{去芦}　防己_{酒洗，去皮}　官桂_{去粗皮，少许}

上各等份，白水煎服。

（二百五十三）**十宣散**　治痘因邪秽所触，陷伏而出不快者。

人参_{二钱}　黄芪_{二钱}　当归_{酒洗，二钱}　官桂_{去粗皮}　甘草_{各五分}　川芎　防风　桔梗_{去头}　木香_{临时磨服}　白芷　厚朴_{去粗皮，姜}

制 紫草各一钱

上白水煎服。

（二百五十四）**加味四圣散** 治痘大便秘。

紫草二钱 木通去皮、节，一钱 川芎四分 甘草二分 白术土炒，三分 白茯去皮，三分 糯米一撮 木香临时磨服

上白水煎服。

（二百五十五）**快斑散** 治痘大便秘而出不快者。

人参 白芍 紫草 蝉蜕去土 木香临时磨服 甘草减半

有实热者去参，加当归、大黄。

上各等份，白水煎服。

（二百五十六）**防风升麻汤** 治痘痰郁出不快者。

防风去芦，五钱 升麻二钱 半夏汤泡，七次 苍术泔水浸一宿，炒□色①，七钱 石膏 黄芩各一两 白芍 甘草各二钱 枳实麸炒，五钱

上剉散，每服三钱，薄荷叶五分，姜二片，白水煎服。

（二百五十七）**秦艽汤** 治痘六七日热不退。

秦艽酒洗，四钱

上水一钟，煎服立退。

（二百五十八）**凉血芍药汤** 治痘作痛。

芍药酒炒 当归酒洗 生地酒洗 红花 地骨皮

上各等份，白水煎服。

（二百五十九）**十全大补汤** 治痘顶平脚，润浆不满足。

当归酒洗 川芎 熟地酒洗 白芍酒炒 人参 白术土炒 白茯苓去皮 炙甘草 肉桂去粗皮，少 干姜炒，少许

上各等份，白水煎服。或加枣亦可

---

① 炒□色：此处底本缺，据文义及苍术炮制常规应为炒黄色。

（二百六十）**除湿汤**　治痘湿收不齐。

羌活　苍术泔水浸一宿，去粗皮，炒　防风去芦　赤茯苓　猪苓泽泻　木通去粗皮、节　白术土炒　薄桂去粗皮

上各等份，白水煎服。

（二百六十一）**清金导赤饮**　治痘热乘肺金，当靥不靥，作喘，烦躁谵语，小便不利，欲危者。

当归酒洗　白芍酒炒　陈皮去白　贝母去心　软石膏　白茯苓去皮　甘草　黄芩酒炒　黄连去芦，酒炒　杏仁去皮、尖炒　桑白皮蜜炙　枳壳麸炒　木通去粗皮　滑石　麦门冬去心　车前子　人参　玄参

上各等份，白水煎服。

（二百六十二）**白龙散**　治痘溃烂。

用干牛粪烧过，取中间白者，研，筛，敷之。

（二百六十三）**当归凉血汤**　治痘出血。

当归酒洗　生地酒洗　红花酒洗　地骨皮　牛蒡子　连翘去枝、梗、心　甘草　人参　黄柏

上各等份，白水煎服。

（二百六十四）**当归解毒汤**　治痘大便秘。

当归酒洗　生地酒洗　大黄　麻仁炒，研　枳壳麸炒　紫草连翘去枝、梗、心

上各等份，白水煎服。

（二百六十五）**桂枝解毒汤**①　治痘天寒寒气郁遏而不能靥者。

（二百六十六）**甘露解毒汤**②

---

① 桂枝解毒汤：底本方缺如，与三百三十一方重方。

② 甘露解毒汤：底本方名缺如，据前文补。

猪苓　泽泻　麦门冬去心　地骨皮　木通去粗皮、节　黄芩　甘草　连翘去枝、梗、心　官桂去粗皮，少许

上各等份，白水煎服。

（二百六十七）**人参固肌汤**　治痘表发太过，致肌肉不密，痘痂久粘肉不落者。

人参　黄芪　甘草　当归酒洗　蝉蜕去土

上各等份，白水一盏，入糯米一撮，煎服。

（二百六十八）**八物汤**　治痘发痒剥，去痂皮仍灌浆如疮疥者。

人参　黄芪　甘草　白术土炒　当归酒洗　川芎　白芍酒炒　地黄酒洗

上各等份，白水一盏半，或加姜、枣煎服。

（二百六十九）**人参清神汤**　治痘痂不落，昏迷沉睡者。

人参　黄芪　甘草　当归酒洗　白术土炒　麦门冬去心　陈皮　酸枣仁　黄连酒炒　白茯苓去皮

上各等份，加枣一枚，去核，糯米一撮，白水煎服。

（二百七十）**鹰粪白散**　治痘痂不落，成瘢痕者。

鹰粪取白色，烧灰　马齿苋不拘多少

上晒干，烧灰，和匀，蜜水调涂靥上。

（二百七十一）**马齿苋散**　治症同前。

马齿苋杵汁，猪膏脂、石蜜共熬膏，涂肿处。

（二百七十二）**蒺藜散**　治症同前。

白蒺藜炒，去刺　防风去芦　甘草　羌活

上各等份，为末，水调涂上。

（二百七十三）**当归桂枝汤**　治痘后手足不能伸屈。

当归酒洗　川芎　白芍酒炒　黄芪　甘草　薄桂去粗皮　黄柏

去粗皮　苍术米泔水浸一宿，炒

上各等份，白水煎服。如气虚少，加川乌以行经，或加人参。如感风寒，以致骨节疼者，加羌活、防风以散之。

（二百七十四）**玄参化毒汤**　治痘后赤火丹留。

玄参　归尾酒洗　红花酒洗　连翘去枝、梗、心　软石膏　赤芍　地骨皮　防风　荆芥穗　木通去皮、节

上各等份，加淡竹叶，白水煎服。

（二百七十五）**蛭针法**

用马蝗大者三五条，放在红肿处，吮去恶血，毒亦从泄也马蝗即水蛭。

（二百七十六）**蚕退散**　敷牙疳。

枯矾二钱　垩①火炼白，二钱，即尿桶中垢也　五倍子二钱　蚕蜕烧，一钱

上共为细末，先以米泔水用蛴螬虫翻转蘸水洗净，败血后以药末敷之。

（二百七十七）**黄连除蠶丸**　治狐惑疮。

黄连二钱　芦荟一钱二分　使君子净肉，二钱五分　芜荑一钱五分　干蝉烧，一钱二分　加川楝子去核，一钱

上共为细末，用乌梅洗，去黑水，去核，捣膏，和丸，米饮下。

（二百七十八）**阴阳散**　治赤口疮。

黄连二钱　干姜一钱

上共为研末，用地鸡即卑虫擂水洗净，次敷此药。

（二百七十九）**朱矾散**　治白口疮。

---

① 垩（yìn）：沉淀物；渣滓。

朱砂二钱　白矾一钱

上共为细末，用鹅涎洗之，次以此药敷之。

（二百八十）**洗心散**　治症通主前赤白二疮。

黄连　归尾　生地酒洗　大黄　麻黄　木通去粗皮，节　薄荷叶　甘草　桔梗去梗　连翘去枝、梗、心　牛蒡子

上各等份，入灯心一撮，水煎服。

（二百八十一）**防风葛根汤**　治痘发瘾。

防风去芦　葛根　升麻　赤芍　甘草

上各等份，白水煎服。

（二百八十二）**蚬子汤**　治痘后发瘾。

蚬子不拘多少，活者，以水养五七日，旋取其水洗之，蚬衣煮汤亦佳。

（二百八十三）**十三味败毒散**　治痈毒。

当归酒洗　白芷　穿山甲土炒　金银花　防风去芦　乳香制　甘草　陈皮　赤芍　皂角刺　贝母　天花粉　没药制

上各等份，酒水各半，煎服。

（二百八十四）**凉肝明目散**　治痘后羞明。

当归酒洗　龙胆草酒洗　密蒙花　柴胡　川芎　防风去芦　酒连

上各等份，以獖猪肝煮汤，煎服。

（二百八十五）**望月砂散**　治痘后两目暗室中不能开者。

谷精草五钱　密蒙花酒洗，五钱　蝉蜕去羽、足，五钱　望月砂一两

上共为细末，用獖猪肝一两，以竹刀披破，用药一钱，掠在肝内，水煮肝熟，饮汁食肝，效。

（二百八十六）**羊骱骨髓散**　治痘痂欲落不落，瘢痕。

羊骱骨髓一两

上炼，入轻粉一钱，研成白膏，以瓷器盛之，涂疮上。

（二百八十七）**紫草木通散**　治身热小便赤短者。

紫草茸　木通去皮、节　黄连去须，酒炒　牛蒡子　车前子
白茯苓　甘草

上各等份，白水煎服。。

（二百八十八）**加味升麻汤**　治痘热甚，经日不除。

连翘去枝、梗、心，酒洗　升麻酒洗　葛根　山栀仁酒炒　酒芩
桔梗去头，米泔水炒　木香酒洗，临时磨服　滑石　麦门冬去心　牛
蒡子酒淘，研

上各等份，淡竹叶、灯心为引，白水煎服。

（二百八十九）**荆芥解毒汤**　治痘夹疹。

防风去芦　荆芥穗　酒芩　酒蘗　玄参　牛蒡子　升麻
上白水煎服。

（二百九十）**丝瓜化毒汤**　治痘干枯紫黑陷。

丝瓜干近蒂五寸者　白芍酒炒　升麻　生甘草　黑豆　赤小豆
犀角屑

上各等份，白水煎服。

（二百九十一）**麻黄解毒汤**　治痘紫黑陷，以此发之。

麻黄去节　升麻　防风去芦　酒芩　酒蘗　玄参　牛蒡子
人参　甘草　软石膏煅　木通去皮、节　连翘去枝、梗、心

上各等份，白水煎服。

（二百九十二）**小灵丹**　解毒发痘之圣药也，治红斑黑陷不
起，一切恶症危者用此。

朱砂　雄黄各二钱　乳香制　没药制。各一钱五分　大蟾蜍取心
肝，丸，焙干，五钱　麝香三分

上研细末，取猪心血、鸡冠血，丸如皂子大，每服一丸，身无大热，生酒化下，热甚不饮酒者，紫草灯心汤下，即时红活而起，如服此不见效，决无可生之理也。

（二百九十三）**加味清肺饮**　治痘发紫血泡。

人参　柴胡　杏仁去皮、尖　桔梗去头　芍药　五味去枝、梗　麻黄　甘草　半夏　旋覆花　地骨皮　阿胶麸炒成珠　粟壳温水泡，去筋膜，蜜炙　知母　桑白皮　乌梅泡去黑水，去核取肉

上各等份，姜三片，葱白三寸，水煎，温服。

（二百九十四）**参芪内托散**　治气虚痒塌及大便频者。

人参　黄芪　当归酒洗　川芎　防风去芦　厚朴去粗皮，姜汁炒　桔梗去头　白芷　官桂去粗皮　紫草　木香临时磨服，各随意加减　糯米一撮

上各等份，白水煎服。

（二百九十五）**加味四圣解毒汤**　治痘痒大便秘者。

紫草　木通去皮、节　枳壳麸炒　黄芪　桂枝去粗皮　大黄酒炒

上各等份，白水煎服。

（二百九十六）**调元托里汤**　治痘痒大便泄泻者。

人参　黄芪　甘草　诃子肉　陈皮　桂枝去粗皮　防风去芦　羌活　赤芍　荆芥穗　木香临时磨服

上各等份，姜引水煎，温服。

（二百九十七）**消风火解毒汤**　治痘发痒。

防风　荆芥穗　升麻　白芍酒炒　桂枝去粗皮　牛子　干葛

上各等份，竹叶为引，水煎服。

（二百九十八）**犀角消毒饮**　治痘作痛。

犀角　牛蒡子　荆芥穗　甘草

上各等份，白水煎服。

（二百九十九）**羌活当归汤**　治痘出身背作痛。

羌活　当归酒洗　川芎　独活　防风去芦　黄柏去粗皮,各一钱
柴胡一钱五分　桃仁去皮、尖　红花各八分　桂皮去粗皮,七分

上水煎，温服。

（三百）**桃仁承气汤**　治症同前。

桃仁去皮、尖　肉桂　大黄　芒硝　甘草

上各等份，水煎，温服。

（三百一）**妙应丸**　治脾胃实热腹痛。

槟榔二两　大黄蒸,三两　黄芩　滑石各二两　黑丑头末二两五钱

上为末，米糊丸如梧子大，量大小，白汤下。

（三百二）**保和丸**　治症同前。

山楂　神曲　半夏姜汤泡　萝卜子　白茯各一两　连翘　陈
皮各五钱

上共为末，糊丸如梧桐大，淡姜汤调下，三四十丸。

（三百三）**平胃散**　治伤食作痛，不忽饮食。

苍术　厚朴　甘草　陈皮

上各等份，姜、枣水煎服，或为末，调服亦可。

（三百四）**芍药防风汤**　治痘出不快，腹痛烦躁啼叫者。

白芍　陈皮　升麻　防风　桔梗　川芎　枳实　厚朴　甘草

上各等份，姜、枣水煎服。

（三百五）**大黄化毒汤**　治大便秘结作痛。

白芍二钱　厚朴一钱七分　陈皮七分　甘草五分　大黄煨,一钱

上水煎服。

（三百六）**一圣散**　治咽喉痛。

苦参一味，研，取细面，每用一字，吹之，甚效。

（三百七）**射干牛蒡汤**　治痘多食辛热，或服药太过，以致

音不清者。

射干　山豆根各一钱二分　牛蒡子　紫草　紫菀各一钱　桔梗
石膏　木通各八分　升麻　蝉蜕各六分　甘草五分

上灯心九根，水煎服。

（三百八）**当归汤**　治盗汗。

当归　黄芪　生地　麦门冬　甘草　黄连　白芍　浮小麦
上用獖猪心，竹刀批开，煮汤，煎药服之，效。

（三百九）**神功散**　治痘作渴。

人参　黄芪　甘草　牛蒡子　红花　生地　前胡　紫草
白芍

上水煎服。

（三百一十）**红花汤**　治痘作渴。

红花或子随意煎汤饮，其渴即止，虽口如烟，饮之即解，
再加牛蒡子尤妙。

（三百一十一）**加味鼠粘子汤**　治咽中有疮作呕。

桔梗　射干　山豆根　防风　干葛　陈皮　荆芥　连翘
上水煎，细细呷之。

（三百一十二）**控涎散**　治咽疮。

辰砂三分　雄黄二分　儿茶五分　柏末五分　硇砂一分
上为细末，少许吹入。

（三百一十三）**灯心竹叶汤**　治干呕。

淡竹叶三十片　灯心三十根
上水煎汤服。

（三百一十四）**润肠汤**　治虚秘。

归梢　甘草　生地　火麻仁　桃仁泥
上水煎服。

（三百一十五）**人参四苓五皮散**　治脾虚浮肿。

人参　白术　茯苓　甘草　麦门冬　黄芩　大腹皮　桑白皮　生姜皮　茯苓皮　陈皮　猪苓　泽泻　木通　滑石　木香

上灯心水煎服。

（三百一十六）**加味五皮散**　治伤风湿浮肿。

羌活　五加皮　苍术　桂皮　木通　防己　防风　桑白皮　甘草　生姜皮　猪苓

上生姜水煎服。

（三百一十七）**仙方活命饮**　治痘痈毒。

白芍　防风　乳香　没药　甘草　连翘　穿山甲_{炙焦}　赤芍　归梢　天花　薄荷　皂角刺　贝母各一钱　金银花　陈皮各二钱半

上剉散，每服四五钱，水酒各半盏，煎服，量大小加减。

（三百一十八）**神效隔蒜灸法**　治痘疔毒气炽盛，使诸痘不能起发，已起发者不能贯脓，已贯脓者不能收靥。或大痛，或麻木。痛者，灸至不痛；不痛者，灸至痛。其毒随吹而散。凡治疗，挑破出毒血者，可治；若挑破不痛，不出血者，难治。若用此法灸之，即知痛。更用针挑破，紫血随出，诸毒随贯，亦有生者，其法用。

大蒜头切三分厚，安痘疔上，用小艾炷于蒜上灸之。每五壮易蒜，再灸，若紫血出后，肿痛不止，尤宜当灸。治者审之。

（三百一十九）**拔毒膏**　治痘疔。

雄黄_{研，一钱}

胭脂重浸水，令浓调雄末，点疔痘头上，立时即红活，亦神法也。盖雄黄能拔毒，胭脂能活血也。

（三百二十）**三一承气汤**　治痘黑陷，二便秘结，腹满喘急，热甚谵语者。

大黄三钱　芒硝二钱五分　厚朴姜汁炙，一钱　枳实麸炒，二钱
甘草炙，一钱

上白水煎服，厚朴、枳实二味量虚实加减用之。

（三百二十一）**凉血地黄汤**　治室女出痘，遇经不止，热入血室。

当归　川芎　白芍　生地　白术　升麻　黄连　甘草　人
参　山栀仁　玄参

上水煎服。

（三百二十二）**凉血解毒汤**　治女人出痘非经期，于发热时而血忽至者。

当归一钱一分　白芷五分　升麻四分　紫草一钱五分　红花一分
赤芍一钱　桔梗八分　连翘一分　灯心二十根

上水煎服。

（三百二十三）**当归养心汤**　治女人出痘，口疮不能言者。

人参　当归　麦门冬　甘草　升麻　生地

上各等份，加灯心，水煎服。

（三百二十四）**泻肝散**　治女人经水不断，适逢出痘，发热昏沉，言语枉妄。

羌活八分　当归一钱　山栀仁　龙胆草各五分　川芎　防风各
八分　大黄蒸三遍，六分

一方有木通、柴胡、黄芩，无大黄。

上水煎服。

（三百二十五）**归脾汤**　治女人经闭不通，血海干涸，适逢出痘，以此调其心脾，不使血妄行。

人参　白术　茯神　黄芪各一分二分　甘草三分　木香五分
远志去心　地骨皮一分二分　酸枣仁一分

上水姜、枣煎服，加柴胡、山栀，名加味归脾汤。

（三百二十六）**逍遥散**　治症同前。

白术　白茯苓　当归　白芍　甘草　柴胡各等份　大枣一枚

上水煎服，加山栀仁、牡丹皮，名加味逍遥散。

（三百二十七）**如圣散**　治妊妇出痘，安胎。

白术　黄芩　当归　枳壳　黑豆　右腹皮　砂仁　甘草
桑上羊儿藤又名薜荔，一钱

上各等份，水煎服。

（三百二十八）**黑神散**　治妇出痘，分娩后痂血作疼。

当归　川芎　熟地　干姜火黑色　桂心　蒲黄炒　香附米、童
便炒　木香　青皮　黑豆

上水、酒各半，煎服。

（三百二十九）**防风解毒汤**　治麻豆初发热，如时令温暖，
以此辛凉之药发之。

防风　薄荷　荆芥　石膏　知母　桔梗　牛子　甘草　连
翘　木通　枳壳　淡竹叶

上各等份，加灯心水煎服。

（三百三十）**黄连解毒汤**　治麻痘初发热，如时令暄热，以
此辛寒之药发之。

黄连　黄芩　黄柏　山栀仁　牛蒡子　甘草　防风　荆
芥　知母　石膏　桔梗　玄参　木通

上姜二片，水煎服。

（三百三十一）**桂枝解毒汤**　治麻痘初热，如时令大寒，以
此辛温热之药发之。

桂枝　麻黄_{酒炒}　赤芍　防风　荆芥　羌活　甘草　桔梗

人参　川芎　牛子　生姜

上水煎服。

（三百三十二）**升麻解毒汤**　治麻痘初热，如时暖时寒，以此辛平之药发之。

升麻　葛根　羌活　人参　柴胡　前胡　甘草　桔梗　防风　荆芥　牛蒡子　赤芍　连翘　淡竹叶

上水煎服。

（三百三十三）**加味麻黄散**　治麻痘发不出，以此发之。

升麻_{酒洗}　麻黄_{酒炒}　人中黄　牛蒡子　蝉蜕

上各等份，水煎服。

（三百三十四）**化斑汤**　治麻痘色红。

人参　知母　石膏　牛蒡子　连翘　升麻　地骨皮　淡竹叶　甘草　糯米

上水煎服，以米熟为度。

（三百三十五）**养荣汤**　治麻痘色白。

人参　当归_{酒洗}　红花_{酒洗}　赤芍_{桂水炒}　甘草

上水煎服。

（三百三十六）**大青汤**　治麻痘紫赤，干燥暗晦。

玄参　大青　桔梗　人中黄　知母　升麻　石膏　栀子仁　木通

上水煎服，烧人屎入之，如便秘者，加酒大黄。

（三百三十七）**玄参解毒汤**　治症同前。

玄参　黄芩　山栀仁_{炒黑}　桔梗　甘草　生地　葛根　荆芥穗

上各等份，水煎服。

（三百三十八）**茅花汤**　治麻症出鼻血。

茅花　归头　牡丹皮　生地　甘草

上各等份，水煎服。

（三百三十九）**竹茹石膏汤**　治麻症作吐。

陈皮　半夏　石膏　白茯苓　竹茹　甘草

上水煎服。

（三百四十）**升麻泽泻汤**　治麻症自利。

猪苓　泽泻　滑石　赤茯苓　甘草　黄连_{去芦须，酒炒}　升麻

上各等份，白水煎服。

（三百四十一）**黄芩芍药汤**　治麻症滞下者。

条芩_{三钱}　白芍　升麻_{各二钱}　甘草_{一钱}

上水煎，温服。

（三百四十二）**十全散**　治麻症喉肿痛。

黄芩　黄连_{去芦须}　黄柏_{去粗皮。各一钱五分，各酒炒}　苦参_{一钱}
玄胡索_{去浮皮，三分}　硼砂_{二分}　乳香_{制，二分}　孩儿茶　雄黄_{各五分}

上共为极细末，每用少许，芦筒吹入。

（三百四十三）**泻白散**　治麻症咳。

桑白皮_{蜜炙}　地骨皮_{洗去土梗}　甘草　淡竹叶_{二十片}　灯心
三十根

上各等份，为末，或白水煎服亦可。

（三百四十四）**芦荟肥儿丸**　治麻后发热，昼夜心不退，发木及枯，肌瘦骨蒸痨瘵之症。

芦荟　龙胆草_{酒洗}　木香_{临时磨服}　蚵皮　人参　使君子_去
壳　麦芽_{各二钱，炒}　槟榔　黄连_{去芦须，酒炒}　白芜荑_{各三钱}　胡黄
连_{五钱}

上为末，猪胆汁糊丸如黍米大，每服五六十丸，米饮下。

（三百四十五）**文蛤散** 治麻毒入胃，牙龈黑烂出血，走马疳等症。

雄黄五钱 五倍子二钱 枯矾五分 蚕退纸烧服，一钱

上为细末，米泔水洗净，以药搽之。

（三百四十六）**雄黄散** 治症同前。

雄黄一钱，末 黄柏去粗皮，净，末，二钱 麝香末，半分

上和匀，以艾煎汤，洗净后，搽药末。

（三百四十七）**三黄丸** 治麻后赤白痢，里急后重身实者。

黄芩蒸 黄连去芦、须，炒 大黄蒸过

上各等份，为末，糊丸如梧桐子大，每服一二十丸，白汤下，量大小虚实加减。

（三百四十八）**香连丸** 治症同前，身虚者以此和之。

黄连一两 吴茱萸五两

上用少水拌匀，顿滚水内半日，取出，炒干，拣去茱萸不用，加木香三两，不见火，共为细末，醋糊丸，米汤下，量大小加减。

（三百四十九）**黄芩汤** 治麻后赤白痢。

黄芩炒 黄连去芦、须，炒 当归酒洗 川芎 人参 木香临时磨服 青皮去瓤，炒 枳壳麸炒 槟榔 甘草

上各等份，水煎好，再加益元散调服。

（三百五十）**麦冬清肺饮** 治麻后咳嗽，或出血，或呛汤水。

知母 贝母 天门冬去心 桔梗去头 甘草 杏仁去皮、尖 牛蒡 石膏煅 马兜铃

上用糯米水煎服。

（三百五十一）**清金降火汤** 治麻后热乘肺金，声哑不出，

或咳或喘。

当归酒洗　白芍酒炒　生地酒洗　陈皮　贝母去心　瓜蒌仁　白茯苓去皮　甘草　枯芩酒炒　山栀炒　玄参　天门冬　麦门冬　桑白皮　杏仁去皮、尖　石膏　紫苏梗　　黄连去芦、须,炒

上各等份，加姜一片，白水煎服。

（三百五十二）**羌活散**　治麻后麻毒，肢节疼痛。

羌活一两　穿山甲一两,酒炒,研末　大黄五钱　全蝎五个　一叶金三条,去头、足　白芷梢五钱　甘草节一钱　乳香制,二分

上共为细末，每服一钱或钱半，加牙皂一钱,好酒送下,以发汗为度。

用药法象

夫药有寒热温平之性，酸苦辛咸甘淡之味，气味阴阳不同，浮沉升降各异。酸为木化，咸乃因水而生，火苦，土甘，辛则缘金而致轻清成象。本乎天，重浊成形，本于地，辛甘发散为阳，酸苦涌泄为阴。气为阳，气厚为阳中之阳，气薄为阳中之阴。气薄则发泄，气厚则发热。味为阴，味厚为阴中之阴，味薄为阴中之阳。味薄则通，味厚则泄。清之清者，发腠理阳中之阳厚之气，清之浊者，实四肢阳中之阴，薄气使浊之浊者走五脏阴中之阴，乃厚味，浊之清者归六腑，阴中之阳薄味耳。辛散，酸收，淡渗泄，咸软，苦泄，甘缓结清，行直达要推详。五味之能，难悉别由。是观之，则药性为立方之纲领，而立方者，必先明药性，以为之本也。

治痘合用药性

寒　　性

草部

升麻　味甘、苦，气平、微寒，阳中之阴，阳明经药也。解百毒，主脾胃，疗肌肉间热。能升提阳气，故用之以升发痘毒出表，乃疮家之圣药也。首尾可用。发热时用之以解毒，发痘后实热，及气下陷者，亦可用。但用太过恐有倒靥之患。

葛根　味甘，气平，性轻浮，无毒，足阳明经药也。解肌表之热，止胃虚之渴。以上二味，有汗不宜服，发惊不宜服，眼梢红不宜服，唇白者不宜服。

柴胡　味苦，气平，微寒，阳也，升也，阴中之阳，无毒，少阳、厥阴二经药也。能解肌表热，发热时热毒太盛者可用，痘后寒症不宜用。

前胡　味苦，气微寒，无毒，治风寒咳嗽痰涎可用。

黄连　味苦，气寒，阴中之阳也，无毒，入手少阴经邪热，治痘发惊，狂言，饮水，如见鬼神。能泻心肾二经之邪热，厚肠胃而凉血。痘后目肿及痢，皆不可缺。

黄芩　味苦，气平、寒，阳中之阴也。中枯而飘者，泻肺金之火而消痰，兼退热于肌表；细实而坚者，泻大肠之火而滋阴，兼退热于膀胱。

桔梗　味辛、苦，气微温，阳中之阴，有小毒。治痘热毒，咽喉作痛，腹满肠鸣，鼻塞，发痘排脓，托里，宽胸膈，咳嗽痰涎，疮疡皆用。为诸药之舟楫，肺部之引经。

知母 味苦、辛，气寒，无毒，入足少阴经，治痘阴火上潮诸热不退，口渴好饮冷水，泻气分中之火。

贝母 味辛、苦，气平，微寒，无毒。止嗽消痰，润心肺，除风热，散心胸郁结热。汤泡，去心用。

天花粉 味苦，气寒，阴也，无毒。治痘热毒发渴，痰漱。利胸膈，排脓，消肿毒痈疮。

天门冬 味苦、甘，平、大寒，无毒，阳中之阴也，入手太阴、足少阴经。保肺气，治血热痘毒上攻气分，喘促。镇心，润五脏。去心用。

麦门冬 味微苦、甘，微寒，阳中微阴也，无毒，入手太阴经药。治肺气虚热，上喘作渴，及痘无脓者可用。安五脏，润经益血，生脉止烦。

生地黄 味苦，气寒，阴中之阳，无毒。能行血，解热。其用有四：凉心火之血热，泻脾土之湿热，止鼻中之衄热，除五心之烦热。用必酒浸洗。

熟地黄 味苦、甘，气寒，阴中之阳，入手、足少阴经、厥阴经药。能补肾中元气，乃天一所生之源也。补血滋肾，安魂，治痘中无脓而血虚者。但熟地气滞而不走，生地犹有活动之义，用必酒洗或酒蒸。

白芍药 味酸、苦，气微寒，阴也，降也，阴中之阳，有小毒，入手、足太阴经药。能扶阳而收阴气，健脾气而补表，止腹痛而收阴。凡痘中血散不归，疮润不敛，皆赖以收之。七日前少用，已后不禁。

赤芍药 味涩，气寒。利小便，攻血痹，止痛，解热毒。其色赤，象南方，有泻无补。

紫草 味苦，气寒，无毒。利九窍，通水道，治痘心经有热，闭塞不通，血气凝滞，而毒盛。色紫，用此凉心开窍，使热毒发越，而痘易起也。不可过用，恐利大便。

玄参 味苦，气寒，无毒。入足少阴肾经之君药也。此乃枢机之剂，管领诸气，上下肃清而不浊，治空中氤氲之气，肾经无根之火，除结热毒痛，清利咽膈，及痘后余毒。

地肤子 味苦，气寒，无毒。主膀胱热。利小便，去皮肤中热，解痘毒。

山豆根 味甘，气寒，无毒。主解百药毒，止痛，消疮肿，疗咽喉肿痛。

马兜铃 味苦，气寒，无毒。主治肺热咳嗽，痰结喘促，炒用。

车前子 味甘，气寒，无毒。利水道，治热淋，利小便，而下□^①与茯苓同功，又能明目，养肺，益精，炒香，研细用。

龙胆草 味苦、涩，大寒，气味俱厚，无毒。除胃中伏热，益肝胆，止惊，治疮痛，明目用，须酒洗。

菊花 味苦、甘，气平、寒，无毒。除胸中烦热，安肠胃，明目去翳膜，又能补血凉血，用家园中佳。

大黄 味苦，大寒，无毒，治痘热毒壅盛，小便不通，大便闭结，乱狂闷，用此推陈致新。

淫羊藿 即仙灵脾，羊食多淫，故名。味辛、寒，无毒，治痘绝阳不起。

茵陈蒿 味苦、平，微寒，无毒，入足太阳经。主风湿寒热，邪气结热，治痘后通身发黄，小便不利，行滞气。化痰利膈，以此为君。

---

① 而下□：此处缺文，据文义应为湿或渗。

射干　味苦，气平、微温，有毒。主喉痹，咽痛，不得消息。散结气，消肿毒，行太阴、厥阴之积痰，痘后结核。

香附子　味甘，气寒，阳中之阴，无毒。除胸中热，饮食不多，皮肤瘙痒隐疹。

茅根　味甘，气寒，无毒。除瘀血，血闭，寒热，利小便，止渴，解肠胃热。

泽泻　味甘、咸，气寒，味厚，阴中微阳，无毒，入足太阳经、少阴经。除湿之圣药。治小便淋沥，或吐或泻，养五脏，止渴。

薏苡仁　味甘，气微寒，无毒，益气助胃，除风湿，理脚气。

郁金　味辛、苦，寒，无毒，治尿血不定，葱白相和，煎服。又下气凉心，蝉腹者佳。

木部

黄柏　味苦，气寒，味厚，微辛，阴中之阳，降也，无毒，足太阳经引经药也。主五脏、肠胃中结热。治疮疡皮肤间热，目痛口疮，疗膀胱之癃火，利下窍，入肾定燥，解诸毒气。

栀子　味微苦，气性大寒，味薄，阴中之阳，无毒，入手太阴经。治心烦不得眠。主五内邪气，疮疡目赤热痛，定烦躁，治肺烦。凡痘壮热，吐血衄血，或七窍中出血，必用之药也。

天竺黄　味甘，气寒，无毒。此竹内所生，如黄土者可用。主痰壅，失音，明目，去诸风热惊悸，镇心，滋养五脏。小儿药最宜和缓故也。

牡丹皮　味辛、苦，气寒，阴中微阳，无毒。入手厥阴经、足少阴经。治肠胃积血，吐衄，能泻阴中之火，疗疮痛，排脓止痛。

地骨皮 味苦，气大寒，无毒，入足少阴、手少阳经。能去肌热，解五内热毒，凉血止渴，利大小肠。

猪苓 味甘、苦、淡，气平、寒，无毒，入足太阳经、少阴经。除湿。此诸淡渗药，大燥，亡津液，无湿症不可用。解毒，利水道。痘后腹肿，小便不利，多服则损肾气。

枸杞 味苦，气寒，无毒。主五内邪气热。强阴益精。痘风眼赤痛，风痒瘴膜。

淡竹叶 味辛、甘，气寒。主胸中痰热欬逆上气，吐血热毒。止渴，消热毒，惊悸不语。

竹沥 味辛、平，大寒，无毒。养阴退阳，开热痰，甚妙。用须少加姜汁。

钩藤 味甘、苦，气寒，无毒。主寒热发惊。

茶叶 味甘、苦，气微寒，无毒，入手、足厥阴经药。清头目，利小便，去痰热渴，少睡，痘痈烂疮。为末，香油调敷，妙。

密蒙花 味甘，气寒，无毒。去目翳赤涩，多眵泪。酒、蜜拌蒸用。

枳壳 味苦、酸、辛，气微寒，味薄，气厚，阳也，阴中微阳，无毒。利五脏，走大肠，泄肺气，宽胸隔。治遍身风疹，皮肤中如麻豆苦痒。麸炒用。

枳实 味苦、酸，气寒，纯阴，无毒。主胸膈痰癖胀满，脾经积血。消宿食，安胃气。麸炒用。

菜部

荆芥 味辛、苦，气温，无毒。主寒热疮疹，除湿辟邪，通利血脉，清肌利咽。治痘皮肤作痒，退痈肿，解余热。

薄荷叶 味辛、苦，气凉、温，无毒，入手太阴、厥阴二经。能引诸药入营卫，发汗，通利关节。治痘壮热，风涎惊搐。

马齿苋 味酸，气寒，性滑，无毒。主痈疮毒，利大小便，治痘后牙疳疮。不宜多服，恐损胃气。

丝瓜 味甘，性寒，无毒。解热毒，利小便。近蒂三寸，烧存性，为细末，入朱砂少许，与儿服，灯心汤下，大解痘毒。经霜者佳。

果部

梨 味甘、微酸，寒，除客热心烦，肺热消渴，流利下行。

谷部

陈黄米 味酸，气微寒，无毒。主养肾气，去脾胃中热。

绿豆 味甘，气寒，无毒。除热气，解痘疔毒。治痘烦热，消渴丹毒。

石部

石膏 味辛、甘，气微寒，无毒，入手太阴、少阳、足阳明。能发痘，止渴生津，及胃烂发斑。胃虚寒不可服。软白者佳。

辰砂 味甘，气微寒，无毒。养精，安魂魄，明目，通血脉。治儿疮疡，解痘毒。又痘疮将出，蜜调服之，令少出。又云有毒，不可过服，恐心血一凉，痘毒无由而发。

代赭石 味苦、甘，寒，无毒。杀鬼恶毒气，养血疗惊，止泻痢、尿血、遗溺。如鸡冠有泽者良。

寒水石　味辛、甘，寒，无毒。主身热，腹中积聚邪气，皮中如火烧烦满。其色清明者佳。

磁石　味辛、咸，气寒，无毒。养肾脏，强骨气，益精，通关节，除大热，消痘痈，定惊。

芒硝　味苦、辛，寒，无毒。除积热，消烦渴。

轻粉　味辛，气寒，有毒。凉血，散疮毒。

黄丹　味辛，微寒，无毒。除热，镇心，止痛，生肌。痘入眼，用此以吹耳。

胡粉　味甘，寒。凉血生肌。即黑铅。烧炼成之。

雄黄　味苦、辛、甘，气平、寒，有毒。主解痘毒，杀百虫。

兽部

犀角　味苦、酸、咸，气寒，无毒。能安心神，止烦乱，镇肝明目，凉血。丹溪云：属阳，性定散。痘疮后用此散余毒。若血虚儿忌用。但用时取尖磨之。

牛黄　味苦，气平、凉，有小毒。解心中火毒。凡痘惊热狂乱发斑，痘色紫赤，可用。气血充足，日至不敛者，亦直用。

虫部

珍珠　气寒，无毒。主小儿惊热。镇心明目。

石决明　味咸，气平、寒，无毒。主痘后目中障翳。

穿山甲　气味寒，有毒。能发痘解毒。用土炒或女人乳汁炒，尤妙。

蝉蜕　味咸、甘，气寒，无毒。能发痘解毒，而退风热。若热盛红紫者，可用。寒证忌之。又云：不论寒热虚实皆可用。头面痘不起用头，足不起用足，身不起用身。乃退热止痒之圣药也。

    蟾酥 味辛，寒，有毒。治痘解毒。发毒点疔，拔毒上攻之圣药也。功难尽述。

热　　性

草部

    干姜 味辛，气温、大热，阳中之阳，无毒。生则逐寒邪而发表，炮则除胃冷而温中。治痘虚寒不足之证。温脾理中，炒黑用之。

    生姜 味辛、甘，气微温，气味俱轻，阳也，无毒。主寒邪头痛，鼻塞，上气，入肺，开胃口，益脾土，散风寒痰嗽，止呕吐。

    附子 味辛、甘，气温、大热，有大毒。治痘一切虚寒之证。热证忌之。取童子小便，煮过用之。

    当归 味甘、辛，气温，阳中微阴，无毒，入手少阴经、足太阴、厥阴经药也。养血行血。凡痘不光润红活者，以芍药佐之。如大便滑者忌之。

    白术 味甘，气温，味厚，气薄，阴中阳也，足阳明、太阴经药。补中健脾止泻，敛汗，止呕吐，发泡浆溢者多加。热毒烦躁，及起胀、贯脓浆之时不可用，为其利水道故也。

    独活 味苦、辛、甘，气味俱轻，阳也，升也，无毒，乃足少阴引经药也。但羌活气雄，独活气细。

木部

    肉桂 味甘、辛，气大热，有小毒。能却风邪，而实腠理，和营卫，以固肌表。治痘赖其鼓舞上行，以开营卫，又引黄芪以达肌表。必虚寒之证用之。如热证及痘后作痒，不可用。

桂枝　味甘、辛，气大热，有小毒，入足太阳经。仲景汤液用桂枝，以其气薄，上行而发表也。

丁香　味辛，气温，纯阳，无毒，入手太阴、足阳明、少阴。凡痘色白，胃寒呕恶，泄泻，腹胀，不食，浮肿，厥冷，胃虚者可用。

菜部

紫苏　味辛、甘，气温，无毒。主下气，除寒解肌发表，头疼身热，咳嗽痰涎，宽腹胀，开胃。痘初用以发表。○[①]子，定喘急咳逆，润心肺，下气消痰，利大小便。

胡荽　味辛，气温，微毒。疗儿痘疹不出。欲令速出，取胡荽二三两，细切，以酒二大盏煎，令沸，勿令泄气，候温，去滓，从项以下喷一身，除面不喷，喷后莫见风。

果部

橘皮　味辛、苦，气温，味厚，无毒，可升可降，阳中之阴也。留白补胃和中，去白消痰泄气。治痘，止吐泻，消痰行气，必用。

荔枝　肉，治痘虚作泻，陷伏不起，用此养脾发毒。壳，煎汤亦好，但多食发热发痒，戒之。

谷部

酒　味苦、甘、辛，气大热，有毒。通血脉，厚肠胃，能行诸经。多服发痒，助火，戒之。

---

① 　○：此处缺文。

兽部

麝香 味辛，气温，无毒。闻之则靥痘，服之则发痘。凡遍身不起，隐而作痒者，急用此以透心窍，使毒气易于发散也。但不可多用，恐催紧发泡，爬塌而死。

鹿茸 味甘、酸、苦、辛，气温，无毒。凡痘虚脾寒，陷伏不起，而色白者，用此。

虫部

竹青蛇 性热，有毒。治痘稠密无缝，遍身不起者，用此攻之。所谓以毒攻毒也。

温　　性

草部

人参 味甘，气微寒，气味俱轻，阳也，无毒。补元气而和中，生津液而止渴，安神健脉，托里排脓。治痘之圣药也。戒用于三日之前，无证忌之。

黄芪 味甘，气微温，无毒，入手少阳，手、足太阴经药也。能密腠理。凡痘气虚，表虚，无脓者可用。若外有红紫斑者，乃表实，忌用，恐动三焦之火也。

羌活 味苦、辛，气味俱轻，阳也，无毒。散肌表风邪，利肢节疼痛，乃手、足太阳表里引经药也。痘症发热，身痛头疼，及痘后疮肿眼疾皆可用。

防风 味甘、辛，性纯阳，无毒，足阳明胃、足太阴脾二经药也。除风热而明目，疗脑痛而止汗，痘被风寒闭塞不起必用。疏风利热，解毒，和血，止痒，风热之证不可缺也。

白芷 味辛，气温，气味俱轻，阳也，无毒，入手足阳明经药。主发热头疼，及痘无脓作痒，虚寒不起者，皆可用。止痒圣药。

麻黄 味苦、甘，气温，气味俱薄，阳也，升也，无毒，手太阴、足太阳、手少阴、阳明经，营卫药也。主痘症壮热恶寒者，用以发散寒邪，消赤黑斑毒，疮疱，倒靥黑者。以蜜一匙，酒少许，去节，炒良久用。服后不得见风。

细辛 味辛，气温，纯阳，无毒，手少阴引经药也。主欬逆头痛，百节拘挛。行血，安五脏，明目。

何首乌 味甘、苦、涩，气微温，无毒。治痘血不足，及痘不起发，不收敛。小者可用，大者能发热动痰，六日前慎之。

红花 味辛、苦，气温，阴中之阳，无毒，入心。养血和血，与当归同功。治痘热血凝不行，污血化成斑点。用此行滞，有去旧生新之妙。多用则破血。用时必酒洗。○子，吞数粒，主天行时痘不出。

胭脂 即红花汁成之。主儿痘未发标时，以此涂眼下两睑，其痘不入目，又能活血解疔毒。

川芎 味辛，气温，无毒，入手少阳经、足厥阴经药。能助清气，而利头目，引参、芪以补元阳，同当归治气虚血滞。性温，能走而发散，故七日前暂为导引也。

砂仁 味辛、苦，气温，无毒。治痘虚寒，腹中饱闷，不思饮食，吐泻，止呕哕，温里进食。

木香 味辛、苦，气温，味厚，阴中阳也，无毒。调诸气，散肺中滞气，止痢后重。凡痘出不快者，用此顺气行毒，而痘出自快。顶陷可起，但多用恐泄气，而热症尤忌之。

肉豆蔻 味苦、辛，气温，无毒，入手阳明经。治痘咬牙寒战，胃寒泄泻吐逆之要药也。温中开胃，消食下气，用须面包裹煨熟，去油。

半夏 味辛、微苦，气生寒熟温，阳中阴也，有毒，入足阳明经、太阴、少阳经药。治痘虚寒呕哕少食，消湿痰，健脾止吐泻，退痈肿痰厥头疼。用必姜汁制之。

金银花 味甘，温，无毒。消痘痈肿痛诸毒。

威灵仙 味苦，气温，无毒。通十二经脉，治皮肤风痒痛风，宣行五脏。主痘后两手肿痛，用此能引诸药横行手臂。气虚者不宜多服。

五味子 味酸，气温，味厚，气轻，阴中微阳，无毒，入手太阴、足少阴经药也。止渴生津，滋肺补肾，消痰止嗽。

山药 味甘、平，气温，无毒。补中益气，强阴，痘中泄泻者用之。

木部

藿香 味甘、辛，气微温，无毒，阳也，入手、足太阴经药也。开胃，温中止呕吐，去恶气。

厚朴 味苦、辛，气温，阳中之阴也，无毒。消腹胀，止呕逆，健胃宽中，泄泻亦用。用须姜汁炙，去粗皮。

诃子 味苦、酸，气温，性急，喜降，无毒。治痘虚寒，泄泻不止，咽喉不利。六棱、黑色、肉厚者良。取皮、肉，去核。

槟榔 味辛、苦，气温，阴中阳也，无毒。治心疼，杀三虫，除后重，破滞气。

乳香 味辛、苦，气温，阳也。去恶气，疗诸疮溃烂，止痛生肌。

冰片 味辛、苦，气温，属阳，无毒。治痘热盛狂言，昏迷不省，及痰壅，而痘不起发者，用此解之。

菜部

葱白 味辛，气温，无毒，入手太阴经、足阳明经。主痘初发热，用此解肌。

果部

大枣 味甘，气平、温，阳也，无毒。安中养脾胃，助十二经，通九窍，生津液，定惊，和百药。

杏仁 味甘、苦，气温，有小毒，入手太阴经。主欬逆下气，定喘，润心肺，散风寒。去皮、尖，炒用。

谷部

麦芽 味咸、甘，气温，无毒。治胃虚食难消化，腹中胀满，而痘不起者。此王道和缓之剂，始终无碍。

糯米 味苦、甘，气温，无毒。治胃虚弱作泻，或五六日不起发、灌浆者。

白扁豆 味甘，气微温。主和中下气，止吐泻痢，炒，去壳用。

赤小豆 味辛、甘、酸，气温，阴中之阳，无毒。散毒排脓，消渴止泄，利小便。

神曲 味甘，气温。调中下气，化水谷，消宿食，用须炒者。

石部

伏龙肝 味甘，微温，微毒。即灶中对釜月下黄土也。消痘痈肿，止吐泻。

禽部

鸡冠血　味甘、辛，气微温，无毒，一云小毒。和无灰酒浆，能发痘。盖鸡属巽风，故易起发，况顶血至清至高，用之最佳。

虫鱼部

鲫鱼　味甘，气温。主胃弱不下食，调中下气，肠澼，水谷不调，解痘疮。

乌鱼　味甘，无毒。煎汤服，能治久疟。浴小儿，可稀痘毒。

蜈蚣　味辛，气温，有毒。治痘发毒攻斑，除内脏腹痛，去头、足，炙用。

平　　性

草部

牛蒡子　一名鼠粘子，一名大力，味辛，气平，无毒。能润肺金，而退风热，利咽膈，而散诸肿。痘红紫热甚者可用。

南星　味苦、辛，气平，有毒。除风痰，利胸膈，破坚消肿。

缠豆藤　性平，升也，阴中有阳。和中解毒。八九月采，阴干，宜毛豆梗上缠绕细红丝者佳。

连翘　味苦，气平，阳也，手、足少阳经、阳明经药也。治痘红紫，热毒发斑，狂言，心经有风热者，可用。能除五心邪热，疗周身百节之肿。

甘草　味甘，气平，生寒熟温，阳也。能补三焦元气，健胃和中，解诸药毒。若热呕者，生用；虚寒者，炙之。

白附子　味甘、辛，气温，无毒，一云小毒。治痘四肢风热不退，及头不起。可用散风利热解毒如神。

木贼　味甘、微苦，无毒。退痘后目翳，益肝胆。

决明子　味咸、苦，气平、微寒，无毒。主青盲目淫，肤赤白膜，肿痛泪出，除肝家热。

小茴香　即怀香子。味辛，气平，无毒，入手、足太阴、少阴经。开胃下食，止呕吐，调中，疗恶毒肿毒。

灯心　味苦，气微寒，无毒。根及苗主五淋，清心解热。烧存性，止儿夜啼。

菟丝子　味辛、甘，气平、温，无毒。治痘疮痒塌，虚寒腰痛，膝冷明目。

木通　味甘，气平、淡，阳也，无毒。治痘热闭，小便不利。用此以泻心经之邪热，从膀胱而出，与灯心同功。

天麻　味辛、甘，气平，无毒。通血脉，开关窍，治风热头眩，疗麻痹惊痫。

木部

茯苓　味甘、淡，气平，阳也，无毒，入手太阴、足太阳、少阳。补中利水，渗泻益气，生津止渴，治痘热，泻小便赤涩。如无此症，慎之。乃痘后收敛之药。

赤茯苓　赤者，属丙丁。利小便，破滞气。如小便多，及汗多阴虚者，不宜服。

琥珀　味甘，气平，属阳，无毒。治痘惊风，及小便不利，而痰热甚者，可用。

大腹皮　味辛，气微温，无毒。消浮肿，除腹胀，散毒气。

血竭　味甘、咸，气平，有小毒。主五脏邪气，一切恶疮。止痛生肌，治痘用之活血。

没药　味辛，气平，无毒。破血理气，止痛，疗痈痘余毒。

果部

青皮　味苦、辛，气平，入足厥阴肝经。能开膈行气。凡痘肚腹膨胀，食伤而未得下者可用。然小腹微痛，乃毒未得发也，麸炒佳。

山楂子　发痘消滞，化痰行气。乃痘科首尾可用之药也。

梅花　味甘、微酸，气平，阳也，无毒。能发痘解毒，以其先得万物生发气也。

桃花　味苦。辟邪，除百毒，痘毒气斑疮。

谷部

黄豆　味甘，气平。能发痘毒。

生豆腐　治痘疮不起，用此极攻脓解毒。如乡间无药，煮此与儿食之。故医家治肿多用效。

黑豆　能解毒，和诸药，而兼利小便。不论寒热虚实皆可用。

豌豆　性平，味甘，气淡。能解毒，故痘中用之，以拔疔毒也。

石部

赤石脂　味甘、酸、辛，气平，无毒。治胃虚作泻不止。炼过，醋淬用。

兽部

象牙 气平，无毒。极利小便。痘不收靥用之者，以其有利水之功也。一云能起痘。眼中有痘，磨水搽上好。

兔头骨 味甘，气平，无毒。与肉同功，能解痘毒。忌白鸡肉。食腊月者良。○粪，能退痘后眼中云翳。

虫部

蛇蜕 味咸、甘，气平，无毒，又云有毒。凡痘不论寒热虚实而不起发者，用此焙干，以配起发之药以助之。

僵蚕 味咸、辛，气平，无毒。治惊风痰壅热甚，四肢搐搦，亦能发痘。

露蜂房 味苦、咸，气平，有毒。能去风解毒，利热稀痘。

石蜜 味甘，气平、微温，无毒。主心腹邪气。安五脏诸不足，益气补中，止痛解毒，治痂不落。用汤调，时以羽翎制之，易落无痕。

龟板 味咸、甘，气平，无毒。痘中用之，以其大有补阴之功也。

人部

天灵盖 治痘淡白灰陷，气血不足。乃以人之灵而补人也。酥炙或酒浆炙。

人牙 用此以伐肾经之邪。凡痘黑陷咬牙者可用。酥炙或酒浆炙。

童便 气寒。疗寒热头疼，温气鼻血。

人乳 气寒。疗眼热赤痛，补五脏，止泪明目。痘不贯浆，用此以助之。

人中白　即尿桶中沉白厚者。煅用，治痘牙疳。

紫河车　即混沌皮。大补气血。凡痘气血两虚者用之。

人发　味苦，气温。又云有小寒，无毒。补阴之功甚捷。
凡痘鼻衄者，烧末吹之，立止。

附录

原书目录

索引（方剂）

（按笔画排序）